JN097453

必要なミニマムエッセンスをコンパクトに記載することを目指しました。実際，どのレベルの医療従事者にも気軽に読んでいただける内容となっているはずです。著者としては，本書を読み終わったあとで，皆さんがさらなる成長に向けて，もっと勉強してみたいと思っていただけることが最終的な狙いでもあります。

　医療界においても，近年，経営面での収支等を最優先し経営資本でもある人（ヒト）を軽視する向きがありますが，医療機関として良き人材を採用し丁寧に育てていくとともに，医療従事者自身も個人としての成長だけでなく組織の一員として成熟していくことが大切です。著者の熱い想いである「ヒトがすべてである」という信念が，本書を通じて多くの医療従事者に伝わることを願っています。

第1章

個人と組織

　医療機関で働く職員には，「一個人」という立場と「組織の一員」としての立場があるはずです。実際，職場を離れれば一人（個人）の時間がきっとあるのでしょうが，多くの場合，職場ではなんらかの部門や部署に所属して働いているかと思います。上司と部下といった上下関係のある組織で働くにあたっては，一定の規律や制約のもと職業人としての役割を果たさなければなりません。本章では，組織のあり方について，さまざまな方向から学んでみたいと思います。

1　組織の定義

　組織の定義として，過去にはいろいろな説明や解釈がなされてきました。インターネットで検索してみると，①意識的に調整された二人またはそれ以上の人々の活動や諸力のシステム，②ある目的を達成するために分化した役割を持つ個人や下位集団などで構成された集まり，③特定の役割・機能を持つ人々が集まって構成された一つの秩序ある集団，④一人の人間の力では実現できないような困難な目標を達成しようとする際に生じる複数の人間の協同といった説明文章を見かけます。要は，組織とは構成員が「一人ではない」ことを前提に，ある目的や目標を持って集まった集団だと言えそうです。私的には，やや古い文献とはなりますが，**表 1** に示すチェスター・アーヴィング・バーナード（Chester Irving Barnard）の定義，すなわち，組織が成立するには「共通目的」「貢献意欲」「意思疎通」の 3 要件が必要であるという捉え方がわかりやすいように思えます。実際，医療機関内のさまざま

表 1　組織成立の 3 要件
（Chester Irving Barnard）

```
1. 共通目的 (common purpose)
2. 貢献意欲 (willingness to serve)
3. 意思疎通 (communication)
```

な部門・部署で働く職員にとって，具体的なイメージが湧きやすい定義ではないでしょうか？　そこでこの 3 要件に関して，医療機関における職場環境をもとに，このあと私なりの解釈を少しずつ展開していきます。

　まず共通目的とは，医療機関という組織が本来どうあるべきか，目指しているものは何かを表現したものです。病院であれば，自院のホームページなどに「理念」や「基本方針」といった文言が掲載されているかと思いますが，それらが当該医療機関の共通目的にあたります。図 1 は経営学などの分野でよく取り上げられる階層図ですが，その頂点には，組織の存在価値とも言える「組織が継続的かつ永遠に目指していくべき目的」としての理念が存在します。そして，その下には「理念を突き通した結果，このような未来になっていてほしい」というビジョンが位置づけられます。通常，ビジョンは理念をより具体化・具現化したものであり，言ってみれば 3〜5 年先の組織の姿と考えられます。さらに，それらのビジョンを実現するために，各部門・各部署が掲げた基本方針や具体的計画などを戦略または戦術と表現します。読者の皆さん

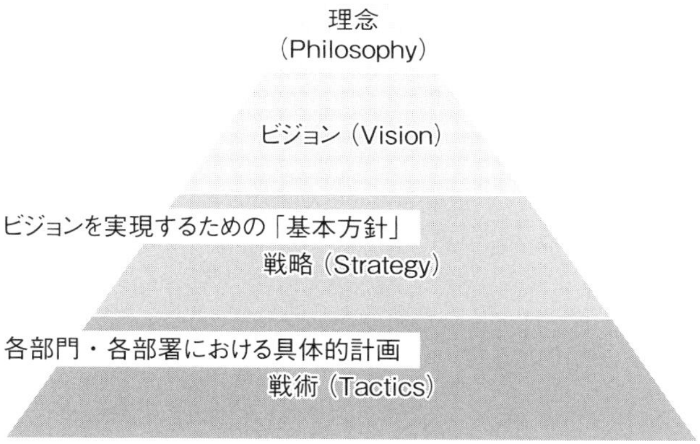

理念
（Philosophy）

ビジョン（Vision）

ビジョンを実現するための「基本方針」
戦略（Strategy）

各部門・各部署における具体的計画
戦術（Tactics）

図1　階層化される共通目的

が関係する医療機関にも「施設案内」や「入院のしおり」などが印刷物として存在するかと思いますが，それらの中にも理念や基本方針等が「患者さんの権利」などと並んで掲載されているはずです。要するに，理念や基本方針等は，医療機関の職員が常日頃どんな目的で働いているのか外部に向けて表明する文言だと考えればよいです。

　そのような職場環境のもと，そこで働く医療従事者がその種の共通目的（理念）やビジョン，基本方針などをどのように捉えているかで，日常業務の質は大きく変わります。よく知られている話に「3人のレンガ職人」というイソップ寓話があります。レンガを積んでいる3人の職人に「何をしているのか？」と順番に聞

いたところ，1番目の職人は「レンガ積みに決まっているだろ」
と答え，2番目の職人は「この仕事のおかげで俺は家族を養って
いける」と答え，3番目の職人は「歴史に残る偉大な大聖堂を造っ
ている」と答えたという寓話です。最初の職人には目的意識がない
のに対して，2・3番目の職人には明確な目的があります。ただ
し，より高い目的意識を持っているのが3番目の職人であること
は明白であり，同じ作業をしている個人のモチベーションも3
番目の職人が最も高いものであることは容易に想像できます。さ
て，この種の問いかけを医療従事者に対して行ったらどのよう
な回答が返ってくるでしょうか？　時代的なジェネレーション・
ギャップはどの職種にもあるでしょうが，医師や看護師等の医療
専門職が比較的高い目的意識を持っているのに対して，一般事務
職員の多くはイソップ寓話での1番目・2番目の職人のような回
答をする気がします。ここではまず，本書の狙いでもあるIPW
（多職種間協働）の実践に向けて，関係する医療従事者は組織（医
療機関）の理念（目的）を共有することが大切であるということ
を押さえてください。

　貢献意欲とは，共通目的の実現に向けて，個々の医療従事者が
組織活動に注力しようとする想い（意識）だと捉えてください。
実際には，そのアプローチや想いなどの違いからエンゲージメン
ト（Engagement），ロイヤルティ（Loyalty），コミットメント
（Commitment）という異なった表現がなされますが，それぞれ
の意味合いに大きな違いはないと考えてもらって結構です。あえ
て言えば，エンゲージメントは企業や商品，ブランドなどに対し
て，ユーザーが愛着を持っているという状況です。医療従事者の

立場で言うと，自身が所属する施設に対して強い愛情（愛着）を抱いている状態かと思われます。一方，ロイヤルティとは，従業員が会社などに対して忠誠心を持ち忠実に行動している状況です。日本の組織に昔から根づいている終身雇用制度や年功序列制度などのように，従業員（医療従事者）が所属施設または経営母体にしっかり尽くしている関係（状態）だと理解すればよいです。コミットメントとは，会社（組織）が従業員（個人）に対して積極的なかかわり合いを要求し，従業員がそれを承認したような状態です。民間の医療機関などであればそのような状況も十分考えられ，そのことが継続雇用の要件ともなりかねません。いずれにせよ，医療従事者が自身の施設に対して十分な貢献意欲を抱くことができれば，そこで行われる医療や各種業務の質は一定程度保証されるものと考えます。

　意思疎通はコミュニケーションともいいかえられますが，通常は「読む」「書く」「聴く」「話す」で構成されます。医師を中心とする医療専門職の多くは「読む・書く・話す」は得意ですが，「聴く」ことがあまり上手ではありません。実際，他職種を含む下位の者から話しかけられても，ただ「聞く」だけで話の内容をスルーしてしまうことがあるかと思われます。また，最後まで人の話を聴かずに，すぐに反論（意見）してしまう医師も少なくないはずです。そもそも対話におけるコミュニケーションは，**図2**で示すように「伝える」ことと「伝わる（相手が『受け取る』）」ことで成り立ちます。伝える内容や手法に関しては言語情報と非言語情報がありますが，メラビアンの法則によれば，通常の対話では非言語情報である視覚から55％，聴覚から38％を受け取り，実際

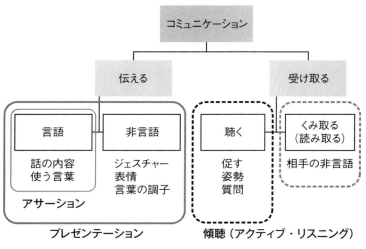

図2　対話による意思疎通(コミュニケーション)

の話の内容(言語情報)は7%しか受け取らないとされています。
すなわち,「見た目」が大事だということです。そのような状況下,
コミュニケーションの本質は「聞き手(相手)を動かしてなんぼ」
ともいわれますが,話の内容が正しいことやロジカルであること,
熱意のこもったものであることが大切であるとともに,話をして
いる相手との信頼関係がとても重要です。よく「信用」と「信頼」
という言葉が混同されますが,過去の実績等を信じて成り立つ信
用よりも,時間をかけて勝ち得た信頼のほうが優位であることは
明らかです。

2　組織形態

　先の節では，複数のメンバー（組織構成員）が目的を共有しな
がら，貢献意欲を持って参画するとともに，コミュニケーション
関係が良好に保たれていることが組織の本質であると解説しまし
た。ここでは，組織の形態について考えてみます。

　複数のメンバーが指揮命令系統のもと配置された組織の形態
（図示化されたもの）を組織図といいますが，その構造や表記方
法にはさまざまなものが存在します。通常，どのような組織にも
上司（ボス）がいてその下に部下がつくこととなりますが，一人
の人間が管理可能な部下の数には限度がある（スパン・オブ・コ
ントロール）という考え方（概念）が経営学には存在します。も
ともとは軍隊において部隊を編成する際の指針のようなものです
が，最大でも 10 人程度が妥当だとされており，Amazon.com の
共同創設者であるジェフ・ベゾス氏が最適なチームの規模は「食
事がピザ 2 枚で足りる人数（5〜8 人程度）である」とした「2 枚の
ピザ理論」からもイメージできるかと思います。したがって，組
織の構成員が一定数以上になると，業務内容の種類や部門・部署
ごとにピラミッド型の指揮命令系統を構築することになります
が，これがいわゆる「ヒエラルキー型」組織といわれるものです。
ちなみに，ヒエラルキー型組織では指揮命令系統は明確になりま
すが，上層部からの指示が末端まですみやかに伝わり機能してい
ることを確認するために，現場からの報連相（報告・連絡・相談）
といった行動規範の遵守が求められます。また，より巨大な組織

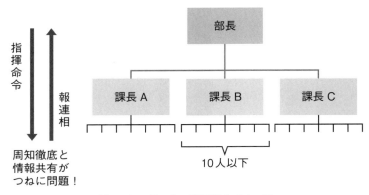

図3　ヒエラルキー型組織のイメージ

においては，現場の監督者（部下）に一定程度の権限委譲をして
いかないと，迅速な組織運営ができなくなるという弱点も出てき
ます（**図3**）。実際，医療機関において職員数が最も多い部署は
看護部だと思われますが，ほとんどの施設で看護部長・副看護部
長・看護師長（外来・病棟）・配置看護師といったヒエラルキー
構造ができており，大きな病院であれば看護師長の数も数十人と
なりますので，上層部からの決定事項等の周知徹底は思いのほか
困難なものとなります。

　実は，ヒエラルキーという組織形態も軍隊で構築された概念
（用語）です。その背景には，戦争のような緊急事態においてこ
そ，「船頭多くして船山に上る」ということが起きないように，
中央集権をしっかり確立しておくべきという考え方があります。
しかし，平時には多様性がある部下のさまざまな意見を聴き入

れ，ときには現場スタッフによる臨機応変な判断のもと行動を起こしていくことも必要です。とくに最近は，VUCA（Volatility［変動性］，Uncertainty［不確実性］，Complexity［複雑性］，Ambiguity［曖昧性］）の時代だといわれます。その意味するところはカオス化した「予測不能な状況」ですが，これもまた，1990年代にアメリカの軍事領域で使用されていた用語です。ちなみにVUCAの時代においては，上下に長いヒエラルキー型組織では迅速な対応ができないということで，組織形態を大きく見直すべきではないかという議論がよくなされます。具体的には，**図4**で示すように「ヒエラルキー型」から「フラット型」，「ネットワーク型」への展開がよく提案（問題提起）されますが，組織が置かれている状況や期待される機能，目的，そして社会情勢等により

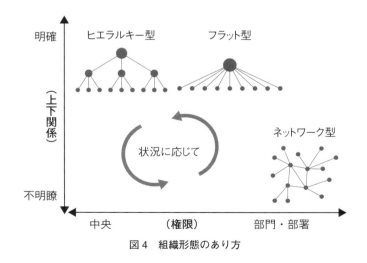

図4　組織形態のあり方

選択すべき組織形態は変わってくるはずです。昨今，内閣府は Society 5.0 という概念をよく提示しますが，狩猟社会（Society 1.0）から農耕社会（Society 2.0），工業社会（Society 3.0），情報社会（Society 4.0），超スマート社会（Society 5.0）への転換は，必ずしも一方通行ではないものと考えます（**図 5**）。とはいえ，医療機関にてそのような柔軟な組織対応を適時行っていくことは容易でなく，結果的に「働き方改革」の推進が求められる理由ともなっています。おそらく，多職種が関係する各種プロジェクトや地域における専門職種の集まりなどでは，臨機応変に組織形態を変えていくことが必要なのだと思います。当然，医療従事者による IPW の実践に向けて求められる組織形態もさまざまなはずです。

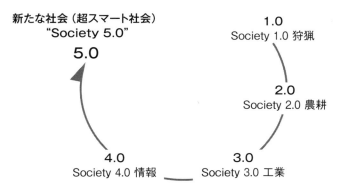

図 5　Societ 5.0 への展開

（内閣府ウェブサイト：「新たな社会 "Society 5.0"」．https://www8.cao.go.jp/cstp/society 5_0/ より改変．2021 年 6 月 30 日閲覧）

3　多様性の活用

　組織形態がどのようなスタイルであれ，組織構成員（メンバー）にはそれぞれ個性や特性があるはずです。ところが，日本では，従順性を重んじた画一的な教育が過去には好まれていたように感じます。「出る杭は打たれる」というか，飛びぬけた才能を伸ばしていくことがとても苦手で，どちらかというと平均的な人材を育てていくことに力を入れてきました。実際，バブル期には，どこを切っても同じ模様が出てくる「金太郎飴」的な人材を大量生産することが望まれていたかもしれません。しかし，生産年齢人口が著しく減少してきている昨今，女性や外国人のほか高齢者なども含め，さまざまな個性と多様性のある人材を有効活用し相乗効果（シナジー）を高めていくことが必要です。

　本来，多様性（Diversity）とは「いろいろな種類や傾向のものがあること，変化に富むこと」を意味しますが，医療機関には2種類の多様性が存在します。一つは，どこの職場や組織にもある性別や年齢，国籍といった多様性です。もう一つは，医療界特有の職種による多様性です。前者に関しては一般企業などと同様で，異なった視点の発想を積極的に取り入れることにより，組織としての相乗効果やイノベーションの創出（組織改革）などが期待されます。一方，医療機関で特有な有資格者（専門職種）の多様性に関しては，法制度の問題もあり，職種横断的なチーム活動の実践が必ずしも容易でなく，専門職種ごとに「サイロ化」が生じやすいことがよく問題視されます（図6）。そのような職場環

13

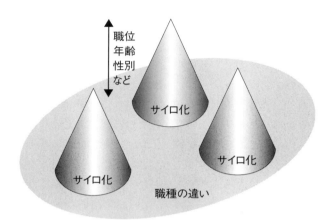

職位
年齢
性別
など

サイロ化

サイロ化

サイロ化

職種の違い

図 6　医療機関等で見られる 2 種類の多様性
（サイロ化しやすい構造）

境のもと，本書の執筆意図である医療従事者による IPW を良好
に機能させるには，組織構成員（メンバー）にも相応の努力と応
対が求められます。多職種間協働に向けたチームビルディングや
意識改革等のポイントは後述しますが，職員数が多い医療機関や
地域の複数施設間にて良好な人的関係が構築できれば，その相乗
効果はより大きなものとなるはずです。そのほか，医療専門職に
は職種による性別の偏りが少なからずありますので，その種の多
様性をうまく活用することも期待されます。具体例で言うと，医
師の世界では女性医師の有効活用が求められ，看護部においては
男性看護師の適正配置による工夫などが望まれます。実際，その
種の対応がうまくなされれば，育児や介護などを理由に優秀な人

材が流出していくことを防ぎつつ，従来の労務管理では採用でき
なかった特異な人材を確保することができます。ただし，多様性
の活用にはメリットばかりがあるわけではなく，多様性＝相違性
と考えれば，メンバー間での摩擦や軋轢（あつれき）なども危惧
されます。したがって，多様性のある組織をうまく機能させるに
は，適切な介入プロセスのもとチームビルディングを的確に推進
できるリーダーの存在が期待されます。

　リーダーやリーダーシップのあり方については後述しますが，
多様性の活用に関しては，桃太郎の童話から学ぶことも多いよう
に思えます。童話の中で桃太郎は鬼退治という共通目的のため
に，犬とサルとキジという多様性のある家来（部下）を鬼ヶ島に
連れて行きました。その際，桃太郎は犬・サル・キジに対して画
一的な戦い方を求めず，それぞれの特性を生かした戦略と戦術を
選びました。その解釈はいろいろでしょうが，強い組織を作り上
げるためには，犬のような従順さや同質性を有し，トップと同等
の価値観を持っている人をまずは入れておくべきです。また，サ
ルのような知恵と優秀さを持つ部下も組織内には必要です。その
ほか，キジのように調和力を有し，組織内のコンフリクト（紛争）
を仲裁してくれる人も欲しいところです。いいかえれば，桃太
郎の勝因は多様性のある部下を有効活用したことにあります（図
7）。

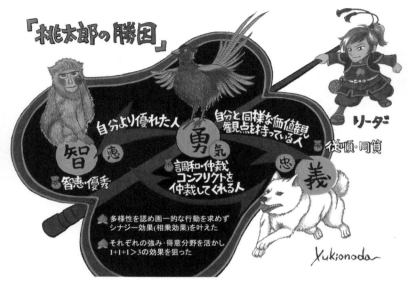

「桃太郎の勝因」

自分より優れた人

自分と同様な価値観や
観点を持っている人

リーダー

智恵

勇気

従順・同質

智恵・優秀

調和・仲裁
コンフリクトを
仲裁してくれる人

忠

義

♠ 多様性を認め画一的な行動を求めず
シナジー効果(相乗効果)を叶えた

♠ それぞれの強み・得意分野を活かし
1+1+1＞3の効果を狙った

Yukionoda

図 7　桃太郎の童話から学ぶ「多様性の活用」(小野田有希先生提供)

4　モチベーションとインセンティブ

　組織の構成員(メンバー)が意欲を持って働けるか否かを左右する因子として，モチベーション(Motivation)という用語がよく使われます。日本語では「動機」と訳されますが，一般的には「やる気」や「意欲」といった心理的要因として理解されています。このモチベーションを左右するものが欲求(Desire)だとされますが，古典的な概念として「マズローの欲求 5 段階説」が知られています(図 8)。簡単に説明すると，人は生命を維持する

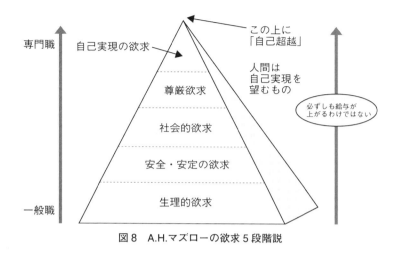

図8　A.H.マズローの欲求5段階説

ためにまずは飲食・睡眠・性的な欲求（生理的欲求）を求めますが，それが満たされると身の安全や身分の保証といった安全・安定の欲求があらわれます。そして，安全・安定の欲求が満たされると，家族や組織，共同体への所属を求める社会的欲求が高まり，その後は他者からの評価・承認に対する欲求（尊厳欲求）が強まって，最後に「自己実現の欲求」が残るという考え方です。実際には，自己実現に上に自己超越という階層があり，6段階説であるという話のようですが，ここではイメージ的に理解できれば十分です。なお，5段階のうち下の四つは欠乏動機ともいわれ，それがないと不満足が生じやすいとされています。いいかえれば，欠乏動機は，それが満たされていないと病気になってしまうという

性質のものです。一方，自己実現や自己超越などの欲求は成長動機といわれ，成長動機で動いている人は，その欲求がある程度満たされても決して満足できません。結果的に，どこまでも上を求めて飽くなき追求を続けていくことになります。

　医療従事者においてこの欲求5段階説を考えてみると，通常，医師の場合，欠乏動機のうち生理的欲求と安全・安定の欲求は，専門資格の取得と経済的安定性などによって保障されています。また，社会的欲求や尊厳欲求なども，比較的若い頃から医療技術等の習熟（スキルアップ）により満たされやすい環境があるように思えます。したがって，医師として一定のレベルに達した際には，上司あるいは病院上層部からの承認のもと，自分自身がやりたい領域をある程度任せてもらいたいという「自己実現の欲求」が高まります。そして，それが満たされれば自身が所属する施設に長くいることも選択するでしょうが，そのような場が提供されなければ，職場を変えることに躊躇しないのが医師の特性かと思われます。具体例で言うと，医師として初期（臨床研修医や専攻医）の頃は，教育環境が整い症例数が一定程度あれば給与や生活面でのマイナス環境は許容できるものの，医師として一人前になった際には，日常業務においてある程度の裁量権がないとモチベーションが低下しやすいということです。そのあたりは，専門資格等がなく，新しい業務を開拓するより与えられた仕事を従順にこなすことを行動規範にしがちな一般事務職員と比べて，欲求の階層もモチベーションのあり方もずいぶん異なっている気がします。実際，離職後に新たな職場がすぐに見つからない可能性を考えると，多くの事務系職員が下位の欠乏動機で動きがちなこ

とは想像できます。一方，看護職は医師と一般事務職員の中間に位置するように思えますが，結婚して家族を持つようになると，自宅から通勤できる範囲での就業（勤務）が多くなる気がします。あわせて，自分自身の勤務形態が子供の成長や教育環境等に大きく影響されやすいのも，女性が多い職種であるがゆえのことと思われます。

　動機という言葉の概念には内発的なものと外発的なものがありますが，ここまで述べてきたモチベーション（Motivation）という用語を内発的動機として捉え，外発的動機についてはインセンティブ（Incentive）という言葉で表現すれば理解しやすいものと考えます。具体的に言うと，給与のアップやボーナスなどの金銭的報酬はインセンティブの代表例として位置づけられ，職場の居心地の良さや褒賞・表彰といった他者からの評価などがモチベーションであると説明できそうです。実際，「人はパンのみに生きるにあらず」という言葉に共感を抱く医療専門職は多いかと思われます。ちなみに，「動機づけ」という用語に関しては，ハーズバーグの「動機づけ・衛生理論」がよく引用されます。その内容は，仕事に対する「満足をもたらす要因」と「不満をもたらす要因」はまったく別のものであり，前者を「動機づけ要因」，後者を「衛生要因」として位置づける考え方（理論）です。実例で説明すると，動機づけ要因には仕事の達成感や責任範囲の拡大，能力向上，自己成長，チャレンジングな仕事などがあり，衛生要因としては会社の方針や管理方法，労働環境，作業条件（金銭・時間・身分）などがあります。そのうえで，動機づけ要因は本人の満足度を高めモチベーションの向上にもつながりますが，衛生要因に関して

は，一定の対応を行うことで不満は若干解消されるものの満足度
やモチベーションは必ずしも高まらないという捉え方です。より
現実的な事例で言えば，給与が低いことに不満のある職員は，給
与が上がれば不満の程度はやや収まるものの，主体的に行える業
務がないと満足度は決して高まらないという解釈です。就職後の
アンケート調査などで，多くの場合，その会社を選んだ理由とし
て給与面だけでなく「自身の能力が生かせる」「個性が生かせる」
「仕事が面白い」「職場の雰囲気が良い」といった項目が上位を占
めるのも，動機づけ要因（内発的動機）が重要であることを示し
ていると言えます。実際，そのあたりの対応や解釈などは，医療
専門職にはよくあてはまるように思えますが，総務的な業務を
担っている事務職員には必ずしも理解いただけないかもしれませ
ん。しかし，医療機関で働く事務系職員が「マズローの欲求5段
階説」の最上位にある成長動機（自己実現の欲求）を重視できる
ようになれば，その後の成長に向けたモチベーションは急速に高
まり医療専門職との多職種間協働（IPW）も良好に進むはずです。

5　個人と集団の二面性

　本章ではここまで組織の定義と形態，多様性，モチベーション，
インセンティブ，動機づけなどについて解説してきましたが，あ
らためて個人と集団の二面性からみた私なりの仮説を展開したい
と思います。人を一個人として捉えた場合,「農耕型」と「狩猟型」
の人間がいるように思います（図9）。農耕型人間は一つの土地
に根づいて大人数で集団生活を送る民族（住民）としての位置づ

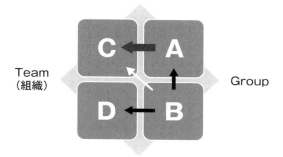

個人（狩猟型）

Team
（組織）

Group

個人（農耕型）　　　図9　「個人」と「集団」の二面性

けであり，集団の中ではルールをしっかり守って暮らすことが通
常です。また，村（集団）の長には従順に従い，与えられた仕事
を黙々とこなすタイプの人間です。一方，狩猟型人間は，少数集
団のもと獲物を狩猟することで生活を成り立たせる民族（住民）
です。ある面，個人主義の傾向が強く自身の意見を主張しやすい
性格ではあるものの，トップマネジャーとして集団（家族）の面
倒をみることを好むという特性もあります。例えが適切かどうか
わかりませんが，狩猟型＝ライオン，農耕型＝羊と捉えると理解
しやすいかもしれません。よく「1匹のライオンが率いる100匹
の羊」と「1匹の羊が率いる100匹のライオン」のどちらが強い
か？ということが問われますが，1匹のライオン（リーダー）が
緻密な戦略家であれば，そう簡単には100匹のライオンに負けな
いことも想像できます。

21

　図 9 では集団を Group と Team（組織）に分けていますが，Group は多くの人々が大した目的意識もなく集まった集団だと言えます。それに対して，Team は先に述べた「組織成立の 3 要件」を満たす成熟した集団だと捉えてください。組織のチーム化（Teaming）については後述しますが，仲良しグループという表現で代表されるのが Group であり，統率が厳しい（ヒエラルキー型組織である）軍隊や多様性のある組織構成員が個々に能力を発揮して相乗効果を生み出しているネットワーク型集団が Team だと考えればよいです。医療機関で働く医師の多くは，狩猟型（個人）として図 9 の A 領域に位置づけられ，集団の中の個人としてはバラバラな目的で働いて（機能して）いることが少なくありません。そのため，成熟した Team（組織）の構成員として C 領域にはなかなか移行できない状況をよく見かけます。その一方で，大きな病院で勤務する看護師の多くは，看護部長等による指揮命令系統のもと，農耕型（個人）である B 領域から Team（組織）としての D 領域にごく自然と移行していくことが珍しくありません。ただし，看護師のなかにも縦社会で生きることを避け，認定看護師や専門看護師などで代表される狩猟型（個人）として，A 領域に移行する職員が少なからずいます。ちなみに，事務系職員に関しては，農耕型（個人）としての B 領域から抜け出せない人が多いように思えます。

　いずれにせよ，大きな組織になればなるほど，狩猟型（個人）と農耕型（個人）の人員バランスは重要となり，VUCA の時代に向けて多様性のある組織構成員の多職種間協働が求められます。当然，その種の組織行動を可能にする教育環境の整備やチームづ

くり（Team Building）なども大切になります。

◆ 本章のまとめ

　個人と組織のあり方に関しては，医師とその他の職種，そして
メディカルスタッフ（医療専門職）と一般事務職員との間で，専
門資格の有無とも関係するモチベーションの違いが著しいように
感じます。実際，医師は，医療界において最高位の専門職種とし
て位置づけられますが，組織の目的を個人的には理解できても，
自身に求められる役割を果たし組織そのものに貢献することは必
ずしも得意でありません。とくに臨床現場では，自身のジョブや
キャリアにコミットすることが多く，医療機関や職場の仲間に愛
着が持てなければ，自身の活動の場を替えていくことに躊躇しな
い傾向があります。一方，看護師の多くは，看護部というヒエラ
ルキー型組織の中で指揮命令等に素直に従う傾向があります。そ
の際，看護部が少人数であればヒエラルキー型組織も有効に機能
するかと思いますが，組織構成員が多くなるにつれ決定事項等の
周知徹底が困難となりがちであり，権限委譲がなされた部門長の
技量や裁量によって部門としての力や機能が大きく変化します。
ライオンと羊による例えは適切でないかもしれませんが，多数の
ライオンが組織化（Team 化）することが最強であることは間違
いありません。

　医師や看護師などの医療専門職に比べ，一般事務職員の多く
は（マズローの欲求 5 段階説でいう）欠乏動機が日常業務の基盤
（ベース）になりやすく，金銭的報酬や職位の確保といった外発

的動機（インセンティブ）を求める傾向が強いように感じます。とはいえ，医療従事者が真の意味で IPW を実践するためには，医師も看護師も，薬剤師も歯科医師も，そして事務系職員も含めて，同じ目的を共有しながら組織に貢献していくことが求められます。その際，一般事務職を含む医療従事者のすべてが，専門資格等で保証されたテクニカルスキルだけでなく，さまざまなノンテクニカルスキルを駆使し協働していくことが重要になります。

　このあとの章では，いわゆるリーダーやマネジャーなどが多様性のある組織構成員（メンバー）をうまくまとめていくためのノウハウや，チームの中で個々のメンバーが積極的な活動を展開していく際のポイントなどを解説します。

第2章

マネジメントとリーダーシップ

　組織に絡んだ話になるといつもマネジメントやリーダーシップに関する議論が展開されますが，それは営利的なことを追求する一般企業のみならず医療業界においても同様です。実際，医療機関においては多くの医療従事者からなる Team（組織）が有機的に機能している状況が理想形かと思いますが，その際，チームメンバーにはそれぞれの立場でのマネジメントスキルやリーダーシップ対応などが求められます。とはいえ，マネジメントやリーダーシップという用語の解釈には歴史的にも大きく変遷があり，いまだに定まったものがあるわけではありません。本章では，著者が自身の学びや経験の中で習得した知識や最近の書籍・文献などからの知見を交えて持論を展開していきます。当然，この種の知識等を記憶として頭の中に残すことにあまり意味はなく，あくまで実践の場で活用できるものとすべきです。読者の皆さんが置かれている立場で必要な知識やスキル等は変わってきますので，私自身の主張に対して，皆さんが納得でき日常業務の中で役立ちそうなところだけを取り入れてください。

　なお，本章ではマネジメントとリーダーシップだけでなく，それらの行動規範と関係するチーミングやアサーション，レジリエンス，ガバメント，ガバナンスといった領域にも踏み込んでいきます。

1　マネジメント

　マネジメント（Management）という英単語をそのまま訳せば「管理」や「経営」という日本語になるのでしょうが，実際には，

実務におけるさまざまな手法（技法）や運用・運営全般にわたる
用語として用いられます。有名な著書に P.F. ドラッガーの「マネ
ジメント―基本と原則」がありますが，彼はマネジメントを「組
織に成果を上げさせるための道具，機能，機関」と定義しており，
その成果に責任を持つ者をマネジャーとして捉えています。その
ほか，マネジメントに必要な能力として「目標を設定する能力」，
「組織する能力」,「コミュニケーション能力」,「評価測定能力」,
「問題解決能力」などをあげていますが，後述するリーダーの役
割や能力などとも関係する領域が多いように思えます。
　マネジメントという用語は，医療業界においても，いろいろな
場面や領域で使われています。医師や看護師などの医療専門職で
あれば，診療業務等の下準備から実践に至るまでの段取りをマネ
ジメントという用語で表現することが多いかと思います。また，
一般事務職員においても，依頼された日常業務を無難にこなすた
めの作業手順をマネジメントとして捉えているはずです。いずれ
にせよ，医療従事者が所属する組織（Team）の目的やミッショ
ンなどを達成するために，各種資源を有効活用して業務の遂行に
努めていく活動がマネジメントの本質です。そういった意味で
は，組織の中での業務遂行と家庭の主婦の「やりくり」には似て
いる部分も多く，Management＝「やりくり」と解釈すればわか
りやすいのではないでしょうか？（表2）
　マネジメントに関してときに話題になることとして，いった
い「誰が」行うのかといった問いかけがあります。一般には部長
や課長といった高い職位にある者に課せられた役割（使命）かと
思いがちですが，Management＝やりくりと捉えるならば，日常

表2　主婦の「やりくり（Management）」

・不況の折り伸び悩むお父さんの給料で
・マイホームのローンを返して
・大学生の息子に仕送りをしつつ
・家族には日々の食事を作り
・洋服もたまには新調して
・光熱費を払い，携帯代を払い
・ときには貯金をくずしながら
・なんとか家計を維持する活動・・・・

業務を担っているすべての従業員（職員）に必要なスキルだと言えます。実際，部門や部署の一従業員であっても，日常業務での達成目標等は設定されるべきであり，それをいかに効率よく計画どおり遂行できるかが現場では問われます。上司からの一方的な命令の場合もあるでしょうが，個々の従業員（職員）が日常の業務プロセスを的確に管理していくことがマネジメントそのものです。それは，一般企業だけでなく病院などの医療機関においても同様であり，職種や職位による違いも基本的にはありません。組織全体でみれば理念という「永遠に達成できそうもない」目的や方向性などが別途あるのでしょうが，日常業務の多くは開始時点と終了時点，そして明確に定義された目標設定のあるプロジェクトであることがほとんどです。そして，その種のプロジェクトを遂行するための戦略（手順や方法論）等の検討がマネジメントそのものであるとすれば，組織（医療機関）にかかわる

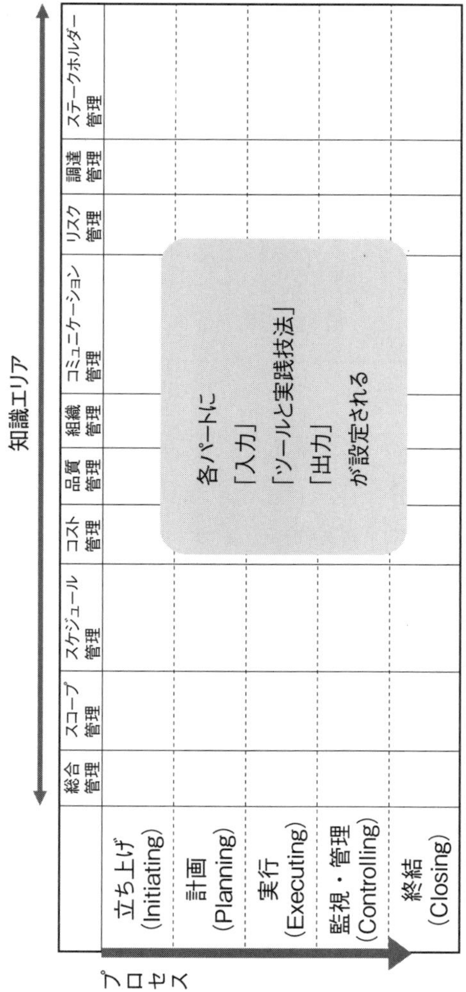

知識エリア

プロセス	総合管理	スコープ管理	スケジュール管理	コスト管理	品質管理	組織管理	コミュニケーション管理	リスク管理	調達管理	ステークホルダー管理
立ち上げ(Initiating)										
計画(Planning)										
実行(Executing)										
監視・管理(Controlling)										
終結(Closing)										

各パートに
「入力」
「ツールと実践技法」
「出力」
が設定される

図10 PMBOK（ピンボック）の基本構造

すべての職員に必須のスキルであると言えます。ちなみに，プロジェクトを成功裏に完了させるための諸活動をプロジェクトマネジメントと表現しますが，企業等の世界では，PMBOK（Project Management Body of Knowledge）というガイドライン的な方法論がよく知られています。PMBOK では QCD（品質・コスト・納期）を管理するために，「立上げ」から「計画」，「実行」，「監視・管理」，「終結」といった五つの計画的プロセスを重視します（**図10**）。医療の世界（とくに急性期病院）では診療プロセスの標準化を図る方法論としてクリティカルパス（クリニカルパス）の存在が知られていますが，基本的な発想として PMBOK と共通する部分は多いものと考えます。

2　リーダーシップ

　リーダーシップ（Leadership）という言葉にもいろいろな解釈がありますが，通常は，目的や目標の達成に向けて，個人（部下）およびチームを統率し行動を促す能力（指導力）であると理解されています。実際，目標達成のための方向性やビジョン等を組織構成員（メンバー）に示し，それらの実現に向けてメンバーのモチベーションを維持しながら励ましつつ，問題となる部分については解消を図っていく行動対応がリーダーシップであると言えます。よく誤解されることとして，リーダーシップを発揮する者がリーダーであるという認識や，リーダーにはカリスマ性が求められるといった見解があります。しかし，ドラッカーが「リーダーシップとは仕事・責任・信頼である」と主張していることからも

わかるように，資質や地位，特権などとは関係のない「仕事」や「責任」こそがリーダーシップであり，結果的にチームメンバーとの良好な信頼関係を構築していくための行動規範だと考えます。医療機関では指揮命令系統の関係もあって，医師が積極的にリーダーシップを発揮すべきという考え方がありますが，実践しようとする業務内容によっては，他職種がリーダーとなったほうがよい場合もあるはずです。要は，そのときどきでの役割分担の共通認識と組織構成員の相互理解（相互信頼）が重要だということです。当然，信頼関係の構築には，その人がリーダーシップを発揮するうえでの能力評価や能力判断が必要になります。本邦では1966年に三隅二不二（みすみ　じゅうじ）氏がリーダーシップの行動論として「PM理論」を提唱し，目標の達成能力（P：Performance）と集団の維持能力（M：Maintenance）によってリーダーシップの能力評価を試みていますが，判断基準の問題は別途あるにしても，ある程度納得できる区分（分類）になっているのではないでしょうか（**図11**）。いずれにせよ，組織の中でプロジェクトなどを任されている立場にあれば，リーダーシップを発揮することが期待される場面は少なからずあるはずです。

　リーダーシップを発揮すべき人（リーダー）にはカリスマ性が求められるという主張が以前にはありましたが，今ではずいぶん古い考え方になっています。実際，前述したようにリーダーシップが仕事や責任であるならば，その能力が後天的に獲得でき，一定のレベルまで高められる業務上のスキルでなければなりません。とはいえ，災害時や戦場などでは瞬時の判断と強権的指示が期待されることから，カリスマ的リーダーによる「トップダウ

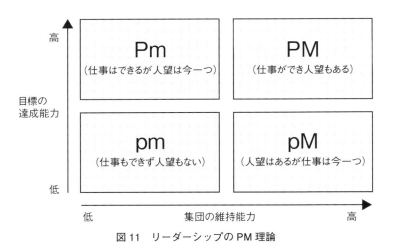

図 11 リーダーシップの PM 理論

ン型リーダーシップ」が有効であることも少なくありません。一方，平時であれば，組織内の職位や構成員の多様性に影響されない「調整型リーダーシップ」や，組織構成員に一定の権限委譲を図っていく「協働型リーダーシップ」が有効であると考えます。病院における診療現場を例にあげれば，救急外来や集中治療室などでは医師からのトップダウン的な指示で職員が動いているかと思いますが，院内で多職種が協同してラウンド活動などを行う業務（感染対策，褥瘡対策，栄養管理など）では，医師以外の専門職種がリーダーシップを発揮したほうが効果的なことも多いはずです。また，本書の趣意である医療従事者による IPW の実践は，急性期を終えた回復期・慢性期の医療現場や，地域における介護系スタッフとの協働の場面でより重要になります。そのような意

味では，**図 12** に示すように，リーダーシップを発揮すべき職種
は医療介護等のステージによって変わっていくものと考えます。
　リーダーシップに関する最近の書籍のなかで著者が気に入ってい
るものとして，スティーブン・R・コヴィーの「リーダーシップ・
エッセンシャル」とスティーヴン・マーフィ重松の「スタンフォー
ド式 最高のリーダーシップ」があります。前者では，リーダー
シップには四つのレベル（個人・人間関係・チーム・組織）があ
り，セルフ・リーダーシップを規範とするインサイド・アウトが
重要であるとの記述がなされています。すなわち，リーダーにな
ろうとする者には人格と能力が求められ，その熟成が他者との人
間関係を構築する際に信頼へとつながっていくという主張です。
そして，結果的に組織の構成員には「心理的安全性」が確保され，
チームの力が相乗的に増していくという考え方には説得力があり
ます。ただし，前述したように，医療機関等でリーダーシップを

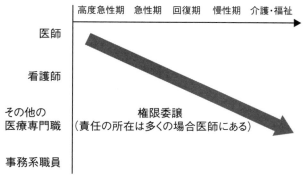

図 12　リーダーシップを発揮すべき職種

発揮すべき職種が医師から看護師，その他の医療専門職，事務系
職員へと移行することを想定すると，「私はそのような人材では
ない」とか「私には無理だ」といった意見が出てくるかもしれま
せん。しかし，リーダーシップがすべての職種に求められるのは
当然のことであり，時期がきたので一定の役割（責任）が回って
きたと皆が捉えるべきです。もし自分にはその種の能力がないと
思うならば，本書のほか各種書籍等を通じて知識やスキルなどを
学び，日常業務における実践の中で省察しながら成長していくし
かありません。そういった意味でも，リーダーシップは先天的な
素質（資質）ではなく後天的に獲得できるものだと言えます。

　先に触れた二つの著書のうち後者の「スタンフォード式 最高
のリーダーシップ」では，リーダーシップのあり方としてアサー
ティブ・リーダーシップ（Assertive Leadership）という概念を取
り上げています（**表3**）。アサーティブとは「アサート（Assert）：
主張する，断言する」および「アサーション（Assertion）：主張，
表明，断言」の形容詞表現ですが，「独断的な」という意味合いで
はなく，正しいことは正しいと言う一方で，多様性のある組織構
成員の意見も尊重するといった柔軟性のある行動対応だと考えて
ください。なお，アサーションについては後述しますが，大勢（た
いせい）に順応しやすく「出る杭」となることを嫌う日本人には
やや不得手な行動対応かもしれません。

　リーダーシップとマネジメントの違いがときに問われますが，
リーダーシップとは，組織の方向性（理念やビジョンなど）を明
確にしながら目的（目標）の達成に向けて導く力だと考えればよ
いです。一方，マネジメントは先に述べた「やりくり」という言

表3　アサーティブ・リーダーシップ

・Authentic Leadership
　積極的なリーダーに必要な「個人としての土台」
・Servant Leadership
　部下を前に出す「謙虚さ」
・Transformative Leadership
　「自分の力で変えられるもの」を変えてゆく勇気
・Cross-Border Leadership
　人，モノ，価値など，さまざまな「違い」を理解するための知恵

（スティーヴン・マーフィ重松：スタンフォード式 最高のリーダー
シップ．p72，73，サンマーク出版，東京，2019 をもとに作成）

葉からもイメージできるように，目的や目標を達成するための手
段等を定め管理（運用）するアプローチだと言えます。当然，リー
ダーシップはリーダーだけでなくマネジャーやプロジェクト責任
者にも必要なスキルですが，組織のトップに位置するリーダーに
は，組織構成員（部下）に対して職位や役割等に見合った権限を
委譲するという特権的な行動対応も期待されます。そういった意
味では，いわゆるリーダーとマネジャーおよび部門責任者の間に
は，具体的なリーダーシップ行動に若干の違いがあると言えます。
なお，ここで言う権限委譲とは，上位の者（上司）が下位の者（部
下）へ自身の権限を譲ることを意味します。その際，基本的にお
のおのの役職（職位）には変更がないことから，権限が委譲され
た組織構成員（部下）の当該業務に関する最終責任は，これまで

どおり上司が負うことになります。すなわち，権限委譲では，責任の所在は変わらないということがポイントです。また，医療機関などのように複数の職種からなる組織では，チーム活動の推進に向けて職種間での権限委譲が必須であるという誤解もあります。具体例で言うと，NST（Nutrition Support Team）による入院患者への栄養指導等において，医師や看護師からいきなり管理栄養士に業務対応等が振られても，一連の支援業務がスムーズに進捗するとは限りません。その背景には医療専門職の間でも職種によるヒエラルキー構造が影響するという現実がありますが，まずは，医師や看護師が一連の業務対応と責任を丸投げしているわけではないことを説明し，徐々に管理栄養士を前面に出していくような配慮が望まれます。ちなみに，「権限移譲」とは，対等な立場の他者へ自身の権限を譲渡することであり，責任も含めてそのままスライドすることを意味します。また，権限委譲の英訳であるエンパワーメント（Empowerment）という用語もよく知られていますが，他者に力を与え，自立性を促すとともに支援するという行動対応が最近は好まれています。

3 チーミング（Teaming）

　第1章で言及したTeam（組織）としての集団では，組織構成員（メンバー）が達成すべき目的を共有しながら，組織への貢献意欲のもと，コミュニケーションを良好に保って「1＋1＋1＞3」となるような相乗効果（シナジー効果）を目指します。そこで，名詞としてのTeamではなく，Teamの構築に向けたアプローチ

とも言える「Teaming」に関して，必要な要件やその成熟プロセスをここでは説明します。

　一般に，集団または組織構成員（メンバー）に Teaming を意識させるには，組織内での行動規範を周知させることが重要です。Teaming を成功させる要素（行動規範）は**表4**に示しておきますが，まずは，集団の中で自身の意見を素直に言う（言える）ことが大切です。ときとして，職位が上の者や声の大きな人が集団または議論の場を仕切りがちですが，弱い（下の）立場の者であっても正しい意見が述べられる雰囲気や，その種の発言を議論の中で尊重する組織環境が Teaming には必要です。また，そのような場では，人間関係の対立は望ましくありませんが，ときとして業務の遂行に向け激しい議論も行いながら，多様性のあるメ

表4　Teaming を成功させる要素

・素直に意見を言う（言える）
　　仕事上の対立は OK，人間関係の対立は ×
・協働する
　　トップダウンという慣れからの脱却
　　目的に共有とリーダーからの権限委譲
　　相手の専門性を尊重する
　　コミュニケーションスキルの重要性
・試みる
・省察する
　　カンファレンス等での議論（学習する組織化）

ンバーが継続的に協働していくことが大切です。仮に自身が所属する部門や部署ではトップダウンによる指揮命令系統が通常であったとしても，新たなプロジェクトの達成に向けて集められたTeam の構成員であるならば，個々人が他のメンバーに対して自身の知識やスキルを積極的に開示・提供していく姿勢が重要です。また，そのような協働作業においては，相手方の専門性をできるかぎり理解して尊重しあうことも大切です。そのほか，組織のメンバーが Team として新たなことにチャレンジする際には，計画や実行段階での完成度を限りなく高めることに固執せず，まずは試行的にでも実行してみることが大切です。新規のプロジェクトには前例のないことが起こりますので，まずは動いてみて，その結果を評価・検討しながら次の対応策を考えるという方法論で十分です。いわゆる「歩きながら考える」というスタイルであり，「学習する組織」が最強の組織だといわれる所以はそこにあります。

　実際，学生時代を振り返ってみれば，予習・授業・復習といったプロセスで学習効果を上げていたはずです。ちなみに，予習は授業（本番）のための事前準備（事前学習）とも言えますが，医療の世界では，侵襲的な処置や手術を行う前に，関係者の間で患者・部位・治療内容等について再確認する行為（時間）をブリーフィング（Briefing）と称して重視しています。一般的な業務プロセスで言うと，背景説明や概要説明，事前レクチャーといったものに相当するかと思います。また，業務や仕事などを遂行したあとに省察（振り返り）を行うことも学習効果として有益であり，その種の時間や行為（プロセス）はデブリーフィング（Debriefing）

として位置づけられています。要は，実際に行った行為のうち，うまくいったことの確認や評価だけでなく，うまくいかなかったことを反省して次にどうつなげるのか考える（振り返る）時間が重要であるということです。

　複数の人間が集まり集団化・グループ化したのちに，その集団が成熟した組織（Team）となるためには一定の準備期間が必要です。そのような準備期間（準備過程）を通常チームビルディング（Team Building）と表現しますが，代表的な理論の一つとして，心理学者であるタックマンが提唱した「タックマンモデル」が知られています（**図 13**）。タックマンモデルでは，グループが形成されてから実際にチームとして機能するまでの期間を4期に分け，その後の「散会期」と合わせた5段階でのステージ表記を行っています。具体的には，Teaming の進行過程として，「形成

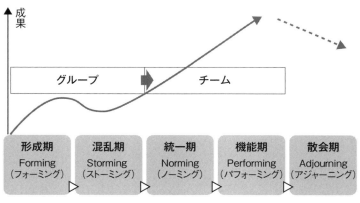

図 13　チームビルディングにおける5段階（タックマンモデル）

期」から「混乱期」、「統一期」の段階を経てチームが成熟し、「機能期」に最高のパフォーマンスを発揮するという進行モデルです。実際、最近は社会人の初任者研修会などでもグループワークがよく取り入れられていますが、最初から作業（ワーク）を行うことはまれであり、自己紹介や簡単なゲームを一緒にしながら、その後の作業につなげていくことが多いはずです。その種のチーム形成の場（時間）はコミュニティビルディング（Community Building）やアイスブレイキング（Ice Breaking）と呼ばれますが、組織構成員（メンバー）がそのような場での語り合いを通じて打ち解けておけば、作業途中に混乱や葛藤の時期があってもそれをうまく乗り越え、最終的にはチームとしての完成度が高まっていくという実践ストーリーだと考えればよいです。実は、医療従事者が参画するIPWにおいても、同様なパターンでのチームビルディングが有用だとされています。とくに、地域において多くの専門職種が初めて顔を合わすような場面では、参加者の緊張をほぐすアイスブレイキングがとても有効です。最近は「飲みニケーション」は時代錯誤であるという意見もありますが、協働作業を行う過程でのフランクな場の確保は思いのほか重要です。

4　アサーションとレジリエンス

　表4（Teamingを成功させる要素）で示した「素直に意見を言う（言える）」という行動規範は、目的を共有した組織（Team）の構成員が高いレベルで職務を遂行する際にきわめて重要なものとなります。実際、「組織成立の3要件」の一つである意思疎通

（Communication）は「伝える」と「受け取る」で構成されますが，思ったことを素直に言語情報として主張できる行動対応と，それを許容する組織環境が基盤にないと Teaming は成立しません。また，表3で取り上げた「アサーティブ・リーダーシップ」において アサート（Assert）やアサーション（Assertion）という用語に言及しましたが，それらは Teaming やリーダーシップの領域のみならず，危機管理やイノベーションなどの分野でも重要な行動規範となりえます。しかし，医療機関のように多人数かつ多様性のある組織では，相互に良好な関係を構築しながら自由に意見を言い合うことは必ずしも容易でありません。さらに，年齢や職位等の格差がそこにあれば，下から上に対して自身の意見を主張すること（アサーション）は思いのほか困難だと思われます。

　アサーションに関しては，漫画「ドラえもん」の登場人物から行動対応を考えるとわかりやすいかもしれません。具体的には，ジャイアンが「アグレッシブ」，のび太くんが「ノンアサーティブ」，しずかちゃんが「アサーティブ」な人物像として例えられそうです（**図14**）。漫画の中ではジャイアンから無理難題を言われても反論できない「のび太くん」がいて，そこに「しずかちゃん」が横から「ジャイアン，間違っているよ！」と主張する場面をときに見かけますが，しずかちゃんの行動がアサーションそのものだと言えます。ちなみに，前述したアサーティブ・リーダーシップで想定しているアサーションは，ブレない軸（個人としての土台）を持ちながら多様性のある価値観を認め（他人の意見を十分に聴き），正しいことはしっかり発言する，そして，ときには自らが最初の一歩を踏み出すという行動規範です。正直，あま

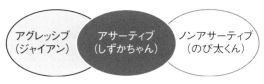

図14　アグレッシブ＆アサーティブのモデル

りにも理想的な人物像であり，そのような人を自分の周りで見つ
けることは困難かもしれませんが，組織の構成員が自らの役割を
果たすために，勇気をもって発言・発信することがアサーション
の真髄だと考えればよいです。

　前述したように，アサーションは危機管理の分野でも重要な行
動規範となりえます。実例をあげれば，過去の有名な航空機事故
の一つに「ファーストエア 6560 便の墜落」があります。それは
2011 年に起きたカナダ北部のレゾリュート湾空港への着陸前墜
落事故ですが，その際に乗客・乗員 15 名のうち 12 名が死亡しま
した。内容的には，到着地が北極に近いことから方位磁石が狂い
やすい地理的環境下，自動操縦装置の故障により飛行ルートが逸
脱していることを，副操縦士（4 年目）が墜落するまでの数分間，
機長（15 年目）に対して 18 回に渡り警告したものの無視され丘
に激突したという事故です。事故が起きた要因として，同じ職種
の間でも職位に反して（下から上に）強く物を言うことはできな
いという組織風土があったのか，部下からの意見を聞く耳を持た
なかった機長が単に悪いだけなのか判断はいろいろでしょうが，
結果的に最悪の事態になったことは間違いありません。この事例

から学ぶべきことは，立場的には下の者でも正しいと思うことは主張すべきという行動規範と，下の者からの意見でも素直に受け止める謙虚な対応姿勢です。実はこの種の警鐘事例は過去に数多くあり，2003年に発生したスペースシャトル「コロンビア号」の大気圏再突入時の爆発事故においても，技術者からの機体損傷に関する進言（発言）に対して，NASAの幹部がその後の調査を制限したことが問題視されました。同事例でその際に何か手を打てば爆発事故が回避できたか否かは不明ですが，組織の中で職位的に下の者が正しいと思うことを躊躇せず発言できる条件として，上司または上層部による「心理的な安全性」の確保が重要であることを示した事例として知っておくべきです。

　一般に組織の構成員（メンバー）にはなんらかの多様性がありますが，医療従事者によるIPWの実践においても，それらの多様性を有効活用することが望まれるのはこれまで述べてきたとおりです。しかし，医療機関における危機管理やリスクマネジメントの領域では，作業プロセスの標準化や統一化，効率化といった対応がなされやすく，多様性を許容し相乗効果を期待するという行動規範とは矛盾することが少なくありません。実際，医療機関でこれまで行われてきたリスクマネジメントの原則は，過去のインシデント・アクシデント事例を分析（検討）し，診療プロセスや院内システムなどを簡素化・標準化することでした。ある意味，Teamingの行動規範として前述した「学習する組織」の実践でもあるのですが，もぐら叩き的な一面もあり，現場では終わりのないリスクマネジメント対応が続いています。その理由として医療という複雑性の高い領域での課題対応であることがあげられ

ますが，医療関係以外の業界でも，VUCA（Volatility［変動性］，Uncertainty［不確実性］，Complexity［複雑性］，Ambiguity［曖昧性］）の時代を反映するような想定外の事象や事件が次から次に起こっています。テレビなどのマスコミ報道では，企業や行政等の責任者が事故対応の遅れを「想定外」という理由で弁明する姿をよく見かけますが，これからは事故が起こることを前提とした組織対応の強化も期待されます。

　近年，リスクマネジメントの領域において，Safety-Ⅰと Safety-Ⅱという考え方（概念）が注目されています。Safety-Ⅰは従来型の安全管理（手法）であり，望ましくない事象の原因分析を行って対応策を考えるアプローチです。一方，Safety-Ⅱは，リスクを避けるのではなく，つねに安全な方向に向けようとするアプローチとして認識されています。要は，Safety-Ⅰでは「物事が悪い方向へ向かわないことを目指している」のに対して，Safety-Ⅱは「物事が正しい方向へ向かうことを保証する」対応だと表現できます。したがって，Safety-Ⅱの状態にある組織では，事故が発生した際の回復力や再起力がとても高いことが知られています。そのような組織の回復力・再起力・緩衝力・適応力などをレジリエンス（Resilience）と表現し，「強い組織のあり方」として，その強化を推奨する向きが近年あります（**図 15**）。実際，組織全体のレジリエンスが強化されれば，組織構成員のエンゲージメントや満足度なども高まり，企業等で重視される生産性や利益率，職員の定着度といった経営・運営指標にもプラスの効果を与えるとされています。

　医療従事者がかかわる IPW の領域において，レジリエンスを

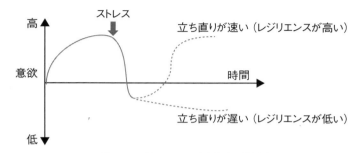

図 15　レジリエンス（立ち直り強さ）

どう評価するか，どう活用するかは難しいところです。大きな病院で多部門が連携し一大プロジェクトを企画する場合や，地域において所属の異なる専門職が議論するような場面では，良好な人間関係が最初から構築されていることは通常なく，チームビルディングの一過程である混乱期を必ずといってよいほど経験します。その際に，問題となった作業プロセスの検討や課題解決への対応等はきっと行われるでしょうが，その後に新たな事件がまったく起こらないことはありえません。そのような突発的な事件や事案に対しては，多様性のある優れた組織構成員が個々に正しい行動を起こすことが大切であり，その種の応対がレジリエンスの高い組織構築につながるというストーリーが Safety-Ⅱ の本質です。そして，組織の目的を共有した個々の構成員（メンバー）が自らの役割を理解してセルフマネジメントを的確に遂行できれば，IPW におけるチームビルディングは統一期から機能期へと順次移行していくはずです。

5　ガバメントとガバナンス

　ガバメント（Government）とガバナンス（Governance）という
似たような言葉（用語）があります。どちらも「管理」や「統治」,
「制御」といった日本語訳になりますが,その主体が国や政府で
あるのがガバメント,会社や組織であるのがガバナンスです。日
本では多くの領域で国からの規制や制約が多い半面,護送船団的
に守られてきた分野も少なくなく,「お上の言うことに従ってい
ればよい」という時代が長く続きました。しかし,近年,多くの
領域で規制緩和とともに国から県,県から市町,公から民への業
務移管が進められており,企業などを含む組織や団体等の自立・
自律が求められています。いいかえると,国からの保護対応が少
なくなってきた状況下,自らを内部統治（ガバナンス）できる組
織体制の強化が求められているということです。実際,企業（会
社）では Corporate Governance（企業統治）が一定程度機能して
いますが,その背景には,株主が組織活動における重要なステー
クホルダーであるという一面があります。具体的には,株主総会
が取締役等の選任や解任などの権限を有しているほか,会計監査
人や監査役会員の選任・解任を行うことで外部からの監査業務に
もかかわっています。一方,多くの公立・公的機関は従前より護
送船団的に守られてきた経緯があり,国や政府からの指示に素直
に従ってきたことから,内部統治を適確に行うスキルやノウハウ
が蓄積されていない印象を受けます。結果的に,さまざまな不祥
事が少なからず発生し,マスコミを騒がすことが多いのも事実で

47

す。

　医療機関でのガバナンスが近年注目されている理由として，特定機能病院などで医療事故が過去にいくつか発生し，一部の病院では特定機能病院の承認が外されたといった案件が関係しています。その背景には，高難度かつ新規の医療技術開発が期待される特定機能病院において，組織の構成員（メンバー）でもある一部の医師の暴走を，組織として（あるいは執行部が）十分監視できていなかったことがあります。実際，新しい診療や治療などを始める際には，病院の執行部等による合意のもと院内での実施プロセス（マニュアル等）が遵守され，診療経過などの適切なモニタリングがなされるべきと考えます。そのようなあたりまえのことが実行されていなかったため，2016年に医療法施行規則が改正され，特定機能病院では「高難度新規医療技術」や「未承認新規医薬品等を用いた医療」を提供する際のプロセスが厳格化されました。このことから学ぶべきことは，医療機関には国からの法的規制が一定程度かけられているものの，それぞれの施設での内部統治（ガバナンス）のあり方も大切であるという視点です。大きな組織であればあるほど，個々の構成員（職員）が現場で行っている業務や実務の詳細は表にあらわれにくくなりますので，組織内での情報共有や相互観察（相互監視）などがより重要になります。ただし，相互に監視する（観察し合う）関係においても組織人としての行動規範は守られるべきであり，専門領域ではなくても気軽に意見が言い合える組織環境（心理的安全性）が大切です。

　著者自身はガバナンスという用語をもっとわかりやすく理解・解釈すべきと考えており，端的に言えば，「自分達で決めたこと

は自分達で守ろう」という遵守行動がガバナンスの本質であると
思っています。外部（国または政府）からの指示にただ従ってい
ればよい時代には不要であったかもしれませんが，組織体として
自立や自律が期待される社会環境においては，組織内での適正な
ルールづくりとその遵守が求められます。確かに，組織の目的を
達成するためには組織構成員（メンバー）の貢献意欲を高めるこ
とも大切ですが，その前に，組織内には一定のルールや規律が存
在すべきと考えます。ただし，それらのルール等が外部から与え
られていないのであれば，自分達の組織の中で話し合いをして決
めていかなければなりません。その際，組織構成員のすべてが集
まり意思決定を行うことは困難だとしても，各部門の代表者が
集まって決めたことに対しては，組織に属する構成員（メンバー
の一員）としてしっかり従っていくことが大切です。もし，自分
達で決めたルールが守れない組織であるならば，それはガバナン
スが効いていない組織だと言えます。とはいえ，組織内で決めた
ルールではあっても，面倒な作業等のマニュアル遵守率はえてし
て低下します。一例をあげれば，「入院患者を診察する際には病
室の入口で手指消毒を必ず行うように」と院内会議で決められた
としても，その実施率には職種間の差が生じやすいことが知られ
ています。実際，看護職の手指消毒の実施率は高い一方で，医師
は面倒くさがって手指消毒が徹底されないという状況をよく見か
けます。当然，院内の感染対策チームなどが目視での観察モニタ
リングを行い実施率の向上に努めてはいるのでしょうが，病院内
で（自分達が）決めたルールであるならば，組織構成員として自
主的に守っていくことが大切です。あわせて，その種のルールが

あまり守られていなければ，組織または部門の責任者からも「自分達で決めたルールだから，しっかり守ろう！」と声をかけていくことが必要であり，そのことが結果的にリーダーシップの実践にもつながります。

＊折しも，本書を執筆している段階では新型コロナウイルス感染症の流行もあり，病院内での手指消毒の遵守率は全職種できわめて高く維持されています。

　参考までに，**図16**に著者が考えるガバナンスのSPO（Structure, Process, Outcome）フロー図を提示しますが，自分達で決めたことがしっかり守られているかモニタリングする仕組みづくりと，Outcomeの実態を現場にフィードバックできる体制づくりが重要です。

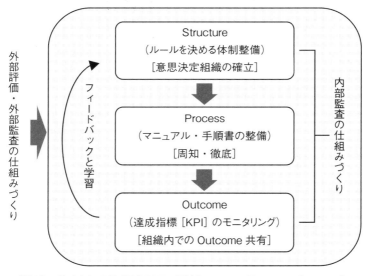

図16　ガバナンスの SPO フロー図（Structure・Process・Outcome）

◆ 本章のまとめ

　第 2 章ではマネジメントとリーダーシップのほか，Teaming，アサーション，レジリエンス，ガバメント，ガバナンスといった用語に関してその概念を説明しました。とくに，Teaming を継続的に動かすためにはアサーションという行動対応（行動規範）が重要であるということと，組織内でのルール遵守がガバナンスの強化につながるという考え方はぜひとも理解してください。実

際，医療機関では数多くの専門職種が相互に関係しながら働いてはいますが，業務内容が多岐にわたり専門特化していることから，部門・部署ごとのヒエラルキー構築やセクショナリズムに陥りやすい傾向があります。また，職位による上下関係とは別に，職種によるヒエラルキー構造が指揮命令系統を左右することも少なくありません。そのような状況下，法的な問題や制約等もあって，医師が立場的にはリーダーとなることが多いかと思われますが，すべての医師が共通目的の達成に向けて組織をうまく動かせるわけではありません。したがって，組織（Team）の中では職位・職種的に下位の立場の者であっても，専門領域では長けている構成員（メンバー）が正しいことを主張することは組織への真の貢献につながります。また，模範的なリーダーであれば，その種の意見を聴こうとする態度をきっと示し，必要に応じて下位の者にも一定の権限を委譲しながら，いざというときには自身が第一歩を踏み出すというアサーティブ・リーダーシップを発揮するはずです。

　ガバメントやガバナンスといった用語は医療界にあまり馴染まないとする意見もありますが，特定機能病院における医療事故をきっかけに医療機関の主体的な統治能力が近年問われています。一般に，統治に関しては外部からのものと内部によるものがありますが，企業や会社などとは異なり，外部のステークホルダーである「患者」が医療機関を監査・統治することは通常ありません。実際には，医療機関として，行政からの施設認定や医療監視・適時調査といった監査および統治（ガバメント）に委ねられてきた経緯があり，より主体的な内部統治（ガバナンス）への意識が低

かったことも一連の医療事故を引き起こした原因かと思われます。ただし，本章ではガバナンスという概念をもっと身近なところに置き，「自分達で決めたことは自分達で守ろう」という表現での説明を試みました。そのような説明（解釈）であれば，一般の医療機関だけでなく介護・福祉施設等の医療従事者であっても，ガバナンスという難しい用語の理解やイメージがある程度できるのではないでしょうか？

　医療従事者はチーム医療という言葉の説明に「患者を真ん中に置いた『Patient Centered』」というイメージ図をよく用いますが，医師を含む多くの医療従事者が，おのおのの目的で患者と接するだけでは組織（Team）としての相乗効果は期待できません。むしろ，本書の中で強調している「組織」の本来あるべき姿に立ち戻り，患者の願いや想い（組織の目的）を真ん中に置き，患者・家族も交えて話し合う姿勢が「真のチーム医療」であり理想的なIPWのあり方だと考えます（**図 17**）。また，医療機関には一般事務職を含む数多くの医療従事者が働いてはいますが，ともすれば，医師がプレイヤーとしてだけでなくリーダーやマネジャー業務なども兼務していることが少なくありません。しかし，本来は医師を含む医療専門職がプレイヤーとしての活動に専念できるように，一般事務職を含むその他の職員が組織内でのマネジメント業務で中心的な役割を担い，医療専門職と協働していける仕組みづくりが期待されます（**図 18**）。昨今，医療従事者の働き方改革が叫ばれていますが，すべての医療従事者が目の前にあるさまざまな業務を「他人事」だと思わずに，「自分事」として意識できる組織風土の醸成が今問われています。中央（国）の議論を聴いて

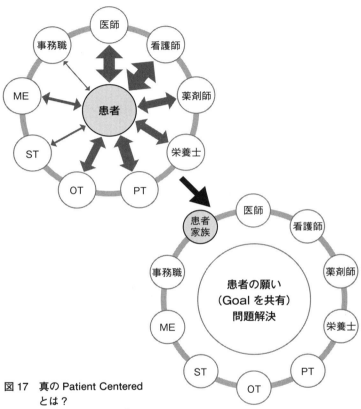

図17　真の Patient Centered とは？
(小林利彦：重要課題をピックアップ！医師事務作業補助者のための実務 Q&A 80. p 105, 洋學社, 神戸, 2019 より)

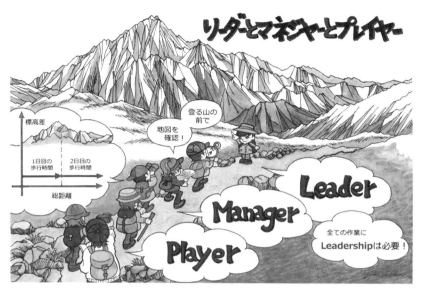

図18　医療従事者の役割分担（小野田有希先生提供）

　いると，医師の働き方改革への対応として医師事務作業補助者や
特定行為看護師へのタスクシフト・タスクシェアばかりが強調さ
れていますが，医療の質が結果的に低下するようなことがあって
はいけません。一般企業では経営資源として「ヒト，モノ，カネ，
情報」を重視しますが，どこの業界でもヒト（人）の質が最も重
要であることは間違いなく，医療機関における IPW の実践にお
いてもそれは同様です。
　次の章では，その「人（ヒト）」の管理手法について私見を展開
していきます。

第３章

医療機関の経営資本である
人（ヒト）とのかかわり

一般企業等での各種議論には資本や資産，資源といった用語が
よく出てきます。簡単に言えば，資本（Capital）は企業活動を行
うための原資（元手・お金）であり，自己資本（持ち金あるいは
株式発行）ですべてを賄うこともあれば，他人資本（いわゆる借
金）で対処することもあります。資産（Assets）は企業が有する
財産を指しますが，通常は現金などの流動資産と，企業活動を営
むために必要な機材等からなる固定資産に分けられます。一方，
資源（Resources）は企業活動を行う際に必要な物資や人材のこ
とであり，資源としての人（ヒト）を HR（Human Resources）と
表現することもよくあります。しかし，資源には限りがあり生産
活動等によって減価（消耗）することが通常であることから，人
を消耗材料のように資源として取り扱うことには反対する意見も
少なくありません。著者も人を資源として捉えることはあまり好
きではなく，むしろ企業活動等を行うための元手（資本）として
位置づけ，教育活動などを通じて（財産と同様に）資産価値を高
めていくことが重要だと思っています。

　実際，一般企業では経営資源を「ヒト，モノ，カネ，情報」と
いった切り口でよく取り上げますが，ヒト（人）には他の経営資
源にはない大きな特徴（役割）があります。それは，これまで第
1章と第2章で繰り返し述べてきたように，組織構成員（人）の
資質や能力が組織全体の品質を左右するという点（可能性）です。
そういった意味では，「経営資本」とも言ってよい従業員（職員）
の人選はとても大切です。もし人の質が先天的な才能（資質）に
よって決まるのであれば，従業員（職員）の採用（選任）責任者に
は相当な力量が求められます。一方，人の質が後天的な能力に大

きく依存するのであれば，職場環境や教育環境などのほか，個人のモチベーション管理や外部からの適切なインセンティブ付与が重要になることは明らかです。医療機関においてもそのあたりの考え方はまったく同様であり，医療従事者によるIPWの実践および進化に向けて，チームビルディングの場を通じた職員等の質管理が期待されます。

　本章では，医療機関を含むあらゆる組織体で近年注目されている人事管理面での対応手法について説明していきます。いいかえると，これまでの章では「組織構成員（人）が自ら学ぶべき（守るべき）行動対応や行動規範」を解説してきましたが，本章では「経営資本でもある人の採用プロセスと，人事評価および能力開発等を通じて人の資産価値を高めていく際のかかわり方」について話を進めます。

1　人事部門の重要性

　一般に，企業や会社などにはさまざまな部門や部署が存在し，その機能や役割等により「〇〇部」，「〇〇課」，「〇〇係」といった名称がつけられています。当然，企業や会社の理念・基本方針等の違いにより部門や部署の重みづけは異なるのでしょうが，どのような組織（企業や会社等）にも総務部門や事業管理部などが存在し，その中には経理や会計などの業務を担う部署のほか，施設や設備等の管理を行う部署，人を管理する部署などがあるはずです。通常，総務部門の中で人を管理する部署は「人事部門（人事部・人事係など）」といった名称で呼ばれているかと思いま

す。正直,「人を管理する」という表現は適切でないかもしれません が,企業や会社等の存続には「人材の継続的確保により組織 を発展させること」が必須であることから,人事部門に期待され る機能と役割はきわめて重要なものとなります。また,前述した ように人を資源または資本として捉え,人事部門を HR（Human Resources）あるいは HCM（Human Capital Management）と呼 称することで,人的資源の「獲得」「動機づけ」「育成」「定着」と いった4業務を担う部署として重視する企業等も増えています。

　人事部門の役割（仕事）は大きく五つの機能（人事企画,採用 関係,教育・研修,人事評価,労務管理）に分けられます。人事 企画とは,企業や会社などが経営目標を達成するために必要な部 門構成や人員配置,任用計画などを考え実践する部署機能であ り,最終的には従業員（職員）の能力が最大限活用されることを 目指します。採用関係の業務を担う部署には,任用計画等に基づ いた必要人員の採用と確保に向けた諸活動が任されます。ちなみ に,最近はハローワークや求人情報サイトだけでなく,ソーシャ ルネットワークや自社のウェブサイトを利用した独自の採用アプ ローチを試みる企業等も増えています。なお,採用関係について は,このあとの「任用部門の役割」の中で詳細な解説を行います。 教育・研修の担当部署には,従業員向けの教育や研修等の実施支 援および進捗管理が期待されます。ただし,実際の教育や従業員 研修に関しては,配置部署での OJT（On The Job Training）と 外部研修を含む Off-JT（Off The Job Training）で必要な機能が 果たされていることも多いはずです。そういった面では,むしろ 全従業員向けの教育・研修企画や履修状況等の中央管理部署とし

て位置づけられるかもしれません。人事評価を担当する部署に
は，従業員がモチベーションを保ちながら働き続けていくための
目標管理制度や，成果をあげた人がきちんと評価されるための評
価制度，そしてその成果を本人に還元するための報酬制度等を統
括する部署としての役割と機能が期待されます。ただし，従業員
の人事評価に関しては，客観的な評価基準の設定から評価者の教
育までが必要になることから，標準的かつ適正な対応が取られて
いる組織（企業や会社等）は限られているように思います。労務
管理の担当部署には，社会保険手続きや勤怠管理，給与計算，健
康診断，安全衛生管理，福利厚生などの業務が任されます。実務
的には書類やデータ等を取り扱うことが多く，部署としての派
手さはあまりありませんが，従業員が安心して働くために必要
な業務がここに集中しています。また，近年は従業員のストレス
チェックや精神面のケアなども重視されており，働き方改革を前
提とした労務管理が社会的にも大きな課題になっています。

　上記説明は一般的な企業や会社等における人事部門の役割と機
能に関するものですが，医療機関においては，その施設が担って
いる診療機能により人事部門に期待される役割等は変わってきま
す。実際，地域の急性期病院であれば，医師や看護師等の人材不
足が大きな課題であることから，大学病院や専門学校などへの訪
問を含む医療専門職の確保対策が何よりも重視されます。一方，
療養型病院や介護系の施設であれば，介護士を中心とする現場ス
タッフの採用問題が重要事項になるかと思われます。概して，医
療機関の人事部門では，職員（従業員）の採用対応や労務管理業
務が重視され，採用後の人員配置や教育・研修，人事評価等の業

務は部署任せになっています。

2 任用部門の役割

　任用部門の基本的な役割は「採用・昇任・降任・転任等による
必要人員の確保」ですが，求人数の増減や実際の採用実績などは
時代背景により大きく変化します。厚生労働省では，毎月，公共
職業安定所（ハローワーク）における求人・求職・就職数の状況
をとりまとめ，求人倍率などの指標とともに一般職業紹介状況を
公表しています（図19）。日本では，過去にバブル期や就職氷河
期といった激動の時代を経験し，有効求人倍率（季節調整値）は
最近まで1.6倍程度で推移していました。ちなみに，有効求人倍
率とは，企業からの求人数（有効求人数）を公共職業安定所に登
録している求職者数（有効求職者数）で割った値のことであり，
その時々の雇用情勢から世の中の景気を知るための統計資料とし
てよく使用されます。簡単に言えば，有効求人倍率が1より大き
ければ「売り手市場」，1より小さければ「買い手市場」となりま
す。当然，有効求人倍率は職業や職種によっても大きく異なり，
近年は，「建設躯体工事」「保安」「建築・土木・測量技術者」「採
掘」「土木」「外勤事務」「建設」「医師・薬剤師等」といった業種が
5倍以上の倍率で推移しています。それらの社会的背景には震災
後対応や東京オリンピックなどのイベント需要の急増があるので
しょうが，何よりも，本邦における著しい生産年齢人口の減少
が活力のある労働者の雇用を非常に困難なものとしています（図
20）。

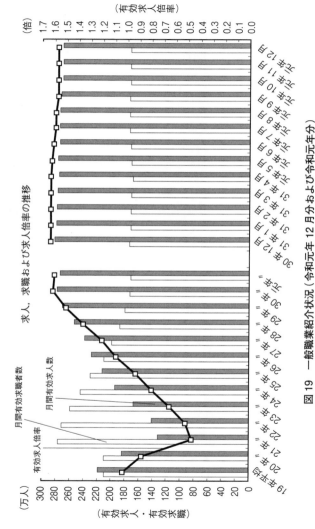

図 19　一般職業紹介状況（令和元年 12 月分および令和元年分）

（厚生労働省：一般職業紹介状況〈令和元年 12 月分および令和元年分〉．https://www.mhlw.go.jp/stf/houdou/0000192005_00004.html より．2021 年 6 月 30 日閲覧）

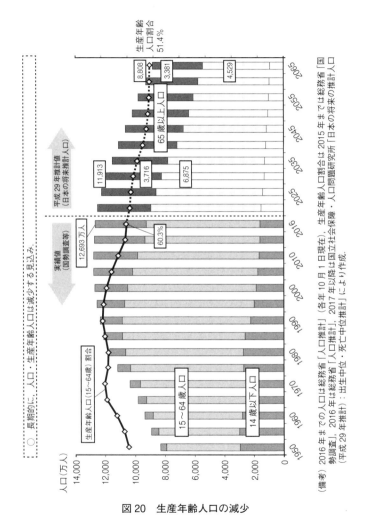

図 20　生産年齢人口の減少

（厚生労働省：雇用を取り巻く環境と諸課題について．〈平成 30 年 4 月 23 日〉
https://www.mhlw.go.jp/file/05-Shingikai-11601000-Shokugyouanteikyoku-
Soumuka/0000062121_1.pdf より．2021 年 6 月 30 日閲覧）

＊「一般職業紹介状況」は新型コロナウイルス感染症の影響などもあり，令和2年1月以降，有効求人数の低下とともに有効求人倍率も漸減し続けています（令和2年8月は1.04倍）。本書を執筆している段階では先が見えませんが，生産年齢人口の減少を前提とした任用部門の現況と役割について本文では記載してあります。

　そのような状況下，任用部門の職員（担当者）には，比較的低コストで優秀な人材を適正数確保することが求められます。以前であれば，企業名や会社名などを頼りに求職者が自然と集まってきた業界もあったでしょうが，最近は多くの企業や会社等で従業員の採用にはとても苦労しており，SNSや各種広報ツールを用いたさまざまな求人戦略が必要な時代になってきました。また，男性を中心に大学新卒者を幹部職として採用・確保・育成するといった従前からのアプローチだけでなく，中途採用者を含む女性職員や外国人の採用にも配慮した人事対応が近年は求められています。実際，「新卒一括採用・年功序列・終身雇用でジェネラリストを育て，均一の労働を長時間させる」という日本型の雇用システムは成り立たなくなってきており，より実践的な人材を採用・確保するとともに，入職後の教育環境や能力開発等の充実に努めることが大切です。買い手市場の時代であれば求職者を選ぶことも可能（容易）でしたが，近年のような売り手市場では，自社の魅力をあらゆる方法でアピールして数多くの求職者を集めなければ優秀な人材を選ぶこともできません。さらに最近は，民間の人材紹介会社も数多く活動していますので，その種のエージェント

とうまくつきあうことも大切です。

　そのような社会環境のもと，医療機関にあらためて目を向けてみると，一般の企業や会社などと比べ任用部門に十分な人員が配置されていないように感じます。また，任用部門が立案する求人戦略にも工夫が乏しく，民間の人材紹介会社との競争に立ち向かえない状況が続いています。実際，地方の中小規模の病院では医師や看護師が慢性的に不足しており，職員募集を年中かけていても，求職者がほとんどいないといった状況をよく見かけます。結果的に，民間の人材紹介会社から斡旋された医療専門職を雇用することになるのですが，人間関係等で長続きしないうえに，紹介手数料などが大きな負担となることも珍しくありません。地方ではえてして医療専門職をお金（給与等の待遇）で評価（確保）しがちですが，雇用側との信頼関係が十分に築かれていないと，採用者の就職後のモチベーションは次第に低下していきます。そういった意味では，むしろ入職後の教育環境等の整備に努め，各種インセンティブをうまく活用しながら，本人（採用者）のモチベーションを高めていくことが有効かと考えます。第1章で内発的動機としてのモチベーションと外発的動機であるインセンティブについて言及しましたが，任用部門の担当者は，医療従事者のモチベーションを金銭的報酬のみで高めることには限界があることに気づくべきです。とはいえ，組織構成員の中には優秀な人（モチベーションの高い人）が2割，普通の人が6割，あまり働かない人（役に立たない人）が2割いるという「働きアリの法則」も真実のように思えます（**図21**）。任用担当者の役割として（採用時に）優秀な職員の割合をなるべく多くしておくことは大切ですが，入

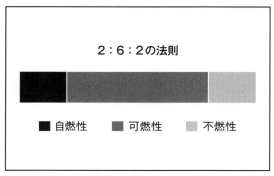

図 21　働きアリの法則
(組織構成員のモチベーション)

職後の個人の成長と変化に頼らざるをえない部分も間違いなくあります。人材を「人財(2割)」にできるか「人在(6割)」のままとするか,「人罪(2割)」をどう扱うのかは難しいところですが,売り手市場である社会情勢のもと,医療機関における任用部門の役割はきわめて重要であると考えます。

3 　広報とブランディング

　広報と広告の違いをご存知でしょうか?　広報とは,官公庁・企業・各種団体などが自身の事業内容や活動状況等を一般の人に広く伝えて理解を求めることです。一方,広告とは,人々に関心を持たせ購入させることを目的に,有料の媒体を用いて商品等の宣伝を行うことです。どちらも「広く伝える(知らせる)」という

点では同じですが，簡単に言えば有料の媒体を用いるかどうかの違いです。実際，広報では広告コストをかけずに発信できることが最大のメリットであり，企業や会社側は，掲載媒体（テレビ，雑誌，新聞，ウェブなど）に取り上げてもらえるような話題（情報）を提供するだけで大衆向けに情報発信することができます。当然，その情報を掲載するか否かは掲載媒体側が判断しますので，情報の提供側は掲載可否のコントロールができません。そのかわり，第三者（掲載媒体側）の意思により取り上げられた情報は客観性が増し，読者からの高い信頼や信用を勝ち取ることができます。また，狙った読者へのアプローチはできませんが，間接的に広い認知が得られることから，取り上げられた内容が物であれ人であれ，いわゆるブランディングにつながる可能性も出てきます。

　広報と似た概念に PR（Public Relations）と宣伝という用語があります。PR は直訳すれば「公衆との関係」を意味しますが，PR の概念は時代とともに変化しています。以前は，政府や企業等からの「一方的な説得コミュニケーション（あるいは宣伝）」として理解されていましたが，最近は政府や企業等と生活者をつなぐ「双方向的なコミュニケーション」としてのイメージかと思われます。ただし，本邦では PR という用語が一昔前の定義や概念で使用されることが多く，一般の人々は PR を「宣伝活動」の一つとして捉えているかと思います。一方，企業等の広報担当者は，PR を「メディアに情報を取り上げてもらうための活動」だと認識しているはずです。いいかえると，「情報提供する側が自ら意図する方向へ多数の人を導くコミュニケーション」が宣伝であり，「客観的な事実を中立的に伝えるコミュニケーション」が PR

であると言えます。また，宣伝という概念の究極には「特定の主義や思想を政治的に宣伝する」意味合いの Propaganda（プロパガンダ）という用語もありますが，PR では「情報提供のみを行い，内容の判断は受け手側に委ねている」点が宣伝との根本的な違いであると言えます（**図 22**）。なお，広報と PR は「情報を中立的に取り扱う」という意味では同様な概念ですが，先に述べたように，広報は発信者側の情報をメディアに伝えるだけの一方向的な情報発信であるのに対して，PR は双方向性のコミュニケーションであると定義づけられます。日本ではこれまで PR 活動がメディアに取り上げられることを目的に主に行われてきましたが，プレスリリース等による情報提供は本来の PR 活動の一部に過ぎず，生活者とのコミュニケーションを通じて企業側が生活者と手を握るための手法や応対が PR の本質です。そのほか，PR と類似した用語に IR（Investor Relations）がありますが，投資家（Investor）との双方向的な関係構築と捉えれば，関係する対象が単に公衆なのか投資家なのかの違いにすぎません。ちなみに，最近では IR の概念も幅広く捉えられており，株主などの投資家に加え，組織内（企業・会社内）のステークホルダー（従業員等）向けのメッセージも IR として位置づけられています（図22）。

　広報関連の業務は医療機関においても必要かつ重要なものですが，多くの施設では総務部門が当該業務を兼務しており，広報部や企画広報部などを別途設け積極的な活動を展開している施設は少ないように思えます。ちなみに，広報担当者に求められる実際の業務は，施設外への情報発信と施設内への情報提供とに大きく分けられます。外部への広報活動としては，広報誌などを作成し

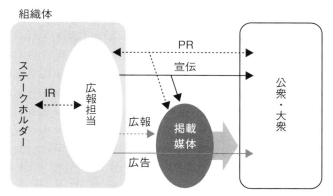

図 22　広報・広告・宣伝・PR・IR のイメージ

自主的に発刊・配布するといった対応のほか，掲載媒体を有する
企業や報道機関向けに，自施設の情報提供や告知・発表などを行
うプレスリリースがよく実施されます。ただし，プレスリリース
した内容が報道機関等に取り上げられるか否かは，広報担当者に
はコントロールができません。したがって，医療機関においても
広報関連の業務にかかわっている職員であれば，報道関係者とは
常々良好な関係を築いておくことが重要であり，自施設の中で貴
重な情報を見つけた際には積極的かつ小まめにアピールしていく
姿勢が求められます。第 2 章の「リーダーシップ」や「チーミン
グ」の解説においても言及しましたが，まずは施設内で正しいこ
とを発信（発言）できる組織環境と行動規範のもと，一連の情報
をうまく伝え受け止めてもらうためのコミュニケーション能力が
広報担当者には期待されます。その一方で，施設外への広報活動

（情報発信）においては，危機管理対応への準備を怠ってはいけません。仮に継続的な広報活動により大衆からの信用や信頼を一定程度得ていたとしても，なんらかの事件が起きて，その対応等に問題（不備）があれば，それまでの信頼は一気に失墜していきます。とくに近年はネット社会であることから，個人情報の漏洩や不祥事などの情報が短時間で拡散していきます。したがって，医療機関の広報担当者であれば，その種のことにはより敏感に反応し，必要に応じて上層部とも相談しながら説明責任を果たしていくことが大切です。第２章で「強い組織のあり方」としてレジリエンスを取り上げましたが，医療事故等からの立ち直り強さは広報担当者の危機管理能力や応対スキルなどに大きく影響されます。

　一般企業等でのIRについては先に説明しましたが，医療機関においても施設内への情報発信は思いのほか重要です。実際，医療機関で働く職員が自らの施設の良さ（素晴らしさ）に気づくことができれば，前述した「組織成立の３大要件」の一つである貢献意欲が高まることは容易に想像できます。一般企業や会社等で「会社は誰のものか」といった議論がときに話題になりますが，「株主のものだ」という西洋的な考えは日本人にはそぐわないという意見が少なくありません。企業や会社等の利害と行動に直接的または間接的に関与する者（従業員やその家族を含む）をステークホルダー（Stakeholder）といいますが，「会社はステークホルダー全員のものである」という主張には納得する向きも多いはずです。よく企業等では顧客満足度（Customer Satisfaction：CS）の向上が強調されますが，従業員（職員）の満

足度（Employee Satisfaction：ES）が低い企業や会社などでは，いざというときの対応や行動が思いのほか脆弱であることが知られています。ただし，ESを高めるためのアプローチとして，金銭的インセンティブの付与だけでは十分でなく，従業員（職員）のモチベーション向上に寄与する応対や配慮が重要であることはこれまで述べてきたとおりです。当然，医療機関においても，多くの職員がその種の考え方には同意するものと思います。

　最後に，「ブランディング」について少し触れておきます。ブランディングのもととなるブランド（Brand）という用語は，英語のBurned（焼印を押す）という言葉に起因しています。すなわち，放牧してある牛に焼印を押したり，醸造されたウィスキー（酒樽）に焼印を押したりして，所有者または製造元を区別するために文字やマークを入れたことが語源だとされます。つまり，ブランドとは形のない価値ではあるものの，ユーザーが商品やサービスに対して持つ共通のイメージだと言えます。多くの人はシャネルやエルメスといった高級ブランドを想像するかもしれませんが，地方の小さな店の商品であっても，口コミなどを通じて商品価値が高まりブランド化していくことは珍しくありません。そういった意味では，企業や会社等での広報活動（広報戦略）として，商品などのブランド化を図る行動対応（ブランディング）がきわめて重要になります。実際，ブランディングが良好に機能すれば商品価値の差別化が可能になり，顧客からのロイヤルティの高まりに合わせてプレミアム価格による利益向上が望めます。また，商品等のブランド化に伴い組織（企業や会社等）の信頼性が高まれば，優秀な人材が集まりやすくなり，その後の適切な対

応で組織としてのレジリエンスも強化されていきます。一方，ブランディングへの対応を怠ると商品や人の差別化が図れなくなり，価格競争にも巻き込まれ淘汰されていきます。したがって，組織としての力（強み）や質を維持するためにも，企業や会社等の広報担当者には，的確なブランディング対応とその維持に向けた諸活動が期待されます。ちなみに，全国にはブランディングへの対応や維持に力を入れている医療機関が少なくありません。それらの施設では，企画広報部などに優秀な人材を配置して定期的かつ戦略的な情報発信に努めています。結果的に，その種の施設ではマスコミ等での記事取り上げ件数も多くなり，一般市民への適切な情報通知によって，当該施設への関心を高めつつ信用・信頼の獲得へとつなげています。また，医療機関では一定の割合で医療事故やトラブルなどが発生しますが，日々の広報活動等でブランディングに努めている施設であれば，信頼低下後の回復までの期間を短くすることも可能になります。いずれにせよ，医療機関における広報部門ならびに広報担当者の役割はきわめて重要であると言えます。

4　能力・業績・情意評価と能力開発

　医療機関に限らず，組織としての総合力は組織構成員（メンバー）の技量や態度によって左右されます。したがって，任用部門で採用した職員（従業員）の資質や能力が，入職後にどのように伸びていくのかモニタリングすることはきわめて大切です。そして，能力の向上が確認された職員（従業員）や一定程度の成果

を上げたスタッフになんらかの褒賞等（インセンティブ）を与え，本人のさらなるモチベーションの向上につなげていくことは組織管理面でも有効だと考えます。そのように職員（従業員）の能力評価や業績評価，情意評価などを行い給与等のアップや昇進・昇格につなげていくことを「人事考課」といいますが，仮にそのような処遇への反映を伴わなくても，対象者への「人事評価」は定期的に行うことが大切です。当然，人事評価によって職員（従業員）に足りない能力が確認されれば，個々に必要な教育等の機会を与え，能力向上への支援（能力開発）を行うことが組織強化の観点からも重要です。

　人事評価（人事考課）においては「能力評価」と「業績評価」，「情意評価」が基本になりますが，医療従事者の評価に対する捉え方は職種によって若干異なるように思えます（**表5**）。その背景には，医療専門職が有している資格等の存在があります。実際，医療機関には法的な制約等から有資格者を一定数配置することが求められ，個人としての能力や実績よりも有資格者であることが優先されがちです。また，有資格者である医療専門職にしてみても，自身の評価基準（能力評価）は専門職としての業務遂行にかかわるものであり，一般事務職に求められる知識やスキルなどは，資格取得の段階で一定程度保証されているという自負があるように感じます。しかし，専門資格を有しているからといってなんでもできるわけではなく，医師も看護師も，医療機関にて入職直後から安全・確実に実施できる専門的業務は限られています。とはいえ，医療専門職においては入職後のキャリア支援が比較的充実しており，看護師を例にあげれば，「静脈注射が一人で

表5　職種の違いによる人事評価（能力・業績・情意）の捉え方

評価基準	医療専門職	一般事務職
能力評価	専門資格としての能力向上 （例：専門医資格・指導者） 資格制度等によるラダー評価	知識やスキルの習得 業務プロセスの遵守能力 企画立案と実行能力 トラブル処理能力
業績評価	診療実績 （例：患者数・手術件数） 専門領域での業績 （例：学会発表・論文）	目標設定と達成度
情意評価 （行動・態度）	上昇志向・責任志向＞規律性 ＞協調性	規律性＞協調性＞責任志向 ＞上昇志向

　できる」といった院内資格の習得に向けた研修制度や，業務遂行能力を梯子（はしご）のように段階的に評価・承認するラダー制度などが用意されています。そのあたりは，いわゆるテクニカルスキルを必須とする業務が少ない事務系職員との違いかと思われます。そのほか，業績評価においても医療専門職と一般事務職員との認識には大きな違いがあり，一般事務職では自身が定めた目標の達成度を評価基準として重視するのに対し，医療専門職では診療実績等の成果を中心に考える傾向があります。また，医師や看護師などには専門領域での学会発表や論文作成等を業績として重視する向きもありますが，それらの内容が自施設の目標達成に向けてつねに共有（納得）できるものなのかは疑問も残ります。

　能力評価や業績評価とは異なり，組織内での行動や態度が重視される情意評価においては，医療専門職と一般事務職との間で

共通的な評価基準が存在するように思えます。具体的には，組織内のルールを守るという「規律性」や複数の職員が協働する際の「協調性」，各種業務の遂行に向けた「責任志向」および「上昇志向（積極性）」などがそれにあたります。そういった意味では，医療従事者による IPW の実践において，最も重視すべき能力は情意評価に関係するもの（領域）だと言えます。ただし，表5にも示したように，医療専門職は，規律性や協調性よりも（専門業務の遂行に向けた）上昇志向と責任志向を重視する傾向があります。一方，一般事務職員の多くは医療専門職に対して素直に従う傾向があるものの，上昇志向（積極性）や責任志向は比較的低いように感じます。そのあたりは，図9（「個人」と「集団」の二面性）で示した農耕型（個人）と狩猟型（個人）の違いとも言えそうです。

　いずれにせよ，人事評価の判断には教育・研修計画の進捗状況などが影響しますので，現実的な達成目標と評価基準の設定，および適切な評価者の選定が望まれます。実際には，医療機関においても，多くの職場で個々の職員による自己評価と上司等からの他者評価が行われているかと思いますが，評価基準などを明確に定め成果指標等を有効活用している施設ばかりではありません。また，前述したように，医療専門職と一般事務職員とでは能力評価・業績評価に対する認識が大きく異なります。そのこと自体は仕方がない一面もありますが，本書の趣意である医療従事者による IPW の実践においては，情意評価項目を重視した医療専門職と一般事務職員との共通認識が期待されます。

　そのほか，人事評価を前提とした「能力開発」においても，医

療専門職と一般事務職員との認識（捉え方）の違いを十分考慮すべきです。たとえば，医療専門職であれば，手技や処置ごとに「一人でできる」，「指導者の立ち合いのもとできる」，「できない」といった能力評価が行われ，必要に応じた教育や研修等を受けることが能力開発そのものにつながります。また，一連の手技や処置等に関する院内資格制度の構築や，学会等が主導する専門資格・指導者認定などへの挑戦が能力開発のきっかけともなりえます。一方，一般事務職の場合，専門領域での知識やスキル等の習得を目指す能力開発および能力評価よりも，日常業務における目標設定と達成度のほうが人事評価（とくに業績評価）では重視される傾向があり，医療専門職の認識とはやや異なったものになっています。

　事務系職員の人事評価で使用される目標管理手法として，MBO（Management By Objective）とOKR（Objective and Key Result）がよく知られています。どちらもともに対象となる職員（従業員）が目標を設定しその達成度を評価する手法ですが，MBOでは人事評価や人事考課を主たる目的としており，半年から1年に1回のレビュー（振り返り）が行われます。なお，その際に求められる達成度は100％であり，そうでない場合には低評価になってしまいます。一方，OKRでは個人の設定目標が（最終的には）組織全体の目的や目標等につながることが求められ，その評価基準には数値化された成果指標が通常用いられます。また，比較的短期間での振り返りが行われ，そこで期待される成果は60〜70％で良いとしているのが特徴です（**表6**）。これまでMBOは多くの企業や会社等で目標管理手法の王道とされてきま

表6　MBO と OKR の違い

	MBO (Management By Objective)	OKR (Objective and Key Result)
目　　　的	人事評価（人事考課）	組織全体の目的（目標）達成
共有範囲	個人と上司で決定	組織内でオープン
評価基準（測定項目）	さまざま	数値化された成果指標
レビュー（振り返り）の位置づけ	半年～1年に1回	四半期に1回（月に1回など頻回に）
期待される成果	100%達成	60～70%達成

したが，その際に使用される目標が必ずしも客観的なものではないことや，上司と部下の目標共有にとどまり組織内でオープンなものになっていないことなどが問題視されていました。また，評価基準に客観的指標を採用しても，100%達成しないと低評価になることから，評価対象者が高い目標設定を避けるといった傾向がみられます。それに比べて OKR では，明確な成果指標が目標設定の段階から求められ，比較的短期間での振り返りや検討・対応がなされることから，より現実的な目標管理手法ともなっています。別の見方をすれば，第1章で触れた「理念－ビジョン－戦略－戦術」という階層化された共通目的を，底辺から実現していくための成果指標の設定と評価・検討の仕組みが OKR そのも

のだと言えます。さらに，比較的短期間で振り返りを行い60〜70％の達成度でも良いとするアプローチは，表4（Teamingを成功させる要素）で示した「試みる・省察する」という学習する組織の行動規範とも一致します。そのような意味では，本書の趣意である医療従事者によるIPWの実践に向けて，OKRは医療専門職と一般事務職員が共通理解すべき目標管理システムだと言えます。ちなみに，OKRで採用（設定）すべき目標の目安（基準）として，SMART（Specific［具体的な，明確な］，Measurable［測定可能な］，Achievable［実現可能な］，RelevantまたはRealistic［関連性がある・現実的な］，Time-bound［期限を定める］）という五つの要項を紹介しておきます（**表7**）。

　以上をまとめると，医療専門職と一般事務職員とでは能力評価や業績評価の捉え方にやや認識の違いがあるものの，情意評価においてはある程度共感が得られる可能性もあり，OKRのような目標管理手法をうまく活用すれば，IPWの実践に向けた協働行動が一気に加速するものと思われます。

表7　SMARTな目標設定

Specific	具体的な・明確な
Measurable	測定可能な
Achievable	実現可能な
Relevant (Realistic)	関連性がある（現実的な）
Time-bound	期限を定める

5　コーチング

　コーチング（Coaching）とは，端的に言えば「組織構成員の自発的行動を促進するためのコミュニケーション手法」です。一般にコーチングと聞くと，スポーツの分野などで監督が選手を教え導くティーチング（Teaching）をイメージするかもしれませんが，ティーチングでは上司や指導者などが豊富な知識や経験をもとに部下の目標達成に向けて導いていく（動く）のに対し，コーチングでは「答えを与える」のでなく「答えを創り出す」ためのサポートを行います。「答えはその人の中にある」というのがコーチングの原則であり，外から与えられた答えは情報として捉えてもらい，自分の内にある答えに納得し行動を起こすことを支援するのがコーチングだと考えればよいです。なお，ここではコーチングスキルの詳細な解説は省きますが，その基本的な考え方と医療従事者による IPW の実践に向けた活用方法について説明します（図 23）。

　コーチングの実践にあたっては，まずはコーチと相手（クライアント）との信頼関係が大切です。コーチとクライアントの関係は必ずしも同じ組織内での上司と部下でなくてもよいのですが，本書では医療従事者による IPW の実践を趣意にしていますので，ここでは（医療機関の中で）部下を指導する上司の立場でのコーチングについて説明していきます。なお，信頼関係の構築には上司と部下の常日頃のコミュニケーションが重要になりますが，一般に信頼される人の特徴として，「素直で表裏がない」，「小さな

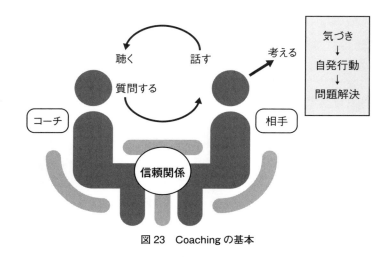

図 23　Coaching の基本

約束も必ず守る」,「行動と発言がつねに一致している」,「できないことはきちんと断る」,「間違いは認め，きちんと謝る」,「嘘をついたり，隠し事をしない」,「秘密は必ず守る」,「悪口を言ったり，噂話をしない」,「うまくいかないときに人のせいにしたり，言い訳をしない」,「感謝の気持ちをつねに忘れない」といったことがあげられます。実際，そのような人物に出会うことはあまり多くないでしょうが，過去の実績や肩書などを根拠にした「信用」と，長い時間をかけて勝ち得た「信頼」との違いがそこにあります（**表8**）。ちなみに，上司の立場で部下との信頼関係を築くコツ（応対方法）は，「相手への関心を持つ」,「傾聴する」,「相手の身になって話をする」,「褒める」,「相手を 100％信じる」といっ

表8　「信用」と「信頼」の違い

```
（信用）
・過去の実績等を信じて任用すること
・物理的に信用する（関係構築ではない）
・信用は一瞬で落ちる
（信頼）
・未来を信じて頼ること
・精神的に信頼する（関係構築である）
・信頼は勝ち得るもの（時間がかかる）
```

たことかと思います。

　実際のコーチングの流れ（コーチングフロー）は，①ゴールを明確にする，②現状を把握する，③現状とゴールのギャップを埋める，④最初の行動を決めるという四つのステップ（プロセス）で構成されます。その際，最初にゴールを明確にすることはコーチングの原点とも言え，相手（クライアント）が自発行動を起こしたあとに，最終形をイメージさせるためにもきわめて重要なプロセスとなります。これまで第1章と第2章で繰り返し述べてきたことですが，医療従事者に限らず個人が組織内で協働していくためには，目的（ゴール）を共有しながら自らの役割を果たす（組織に貢献する）ことが大切であり，コーチングにおいてもゴールの設定（確認）が最初のアプローチになることは当然のことと言えます。コーチとクライアント（相手）がゴールを共有したあとにすべきことは現状把握であり，その後，現状とゴールのギャッ

プをどのように埋めていくのか話し合いが行われます。現状（現在地）とゴールを確認してその経路（ルート）を選ぶ行動は GPS（Global Positioning System）を利用したカーナビゲーションにも例えられますが，そのナビゲートを行うのがコーチだと考えればわかりやすいかもしれません。ただし，コーチングにおいては，あくまで本人が考えて気づくこと，あるいは本人に気づかせることが重要（原則）です。そういった意味でも，「（クライアントが）最初の行動を決める」ことをコーチングの最終プロセスとしているのは当然のことと言えます。

　「最初の行動を決める」ことは，問題解決に向けて「最初の行動を起こす」ことにもつながります。第 2 章の表 3（アサーティブ・リーダーシップ）でも言及しましたが，最初の一歩を踏み出すには大きな勇気（Transformative Leadership）を必要とします。ピーター・ティールとブレイク・マスターズによる著書に「ゼロ・トゥ・ワン　君はゼロから何を生み出せるか」がありますが，0（ゼロ）は何倍にしてもゼロであり，1（ONE）には決して近づかないことに多くの人は気づくべきです。世の中には，優れたアイデアや企画等を思いつき人前で話すことは得意であっても，実際には行動しない（行動できない）人が少なくありません。コーチとして自身ですら最初の一歩を踏み出すことは難しいと思いますが，クライアントに対して「最初の行動を決めてもらい，具体的な行動につなげる」ことが支援できれば，コーチングの全プロセス（コーチングフロー）は完遂されたと言えます。ただし，多くの場合，コーチングは繰り返し行われることになりますので，クライアントが主体的に考えることを前提に，その時々の現状把

握とゴールとのギャップ確認，そして行動対応の再調整が継続的に実施されます。実際，コーチングが短期間で終わることは通常なく，クライアントとの長期にわたる信頼関係の構築に向けて，コーチには必然的にコミュニケーションスキルの強化が期待されます。具体的には，第1章の図2（対話による意思疎通〈コミュニケーション〉）で示した傾聴（アクティブ・リスニング）が最も重要なコミュニケーションスキルとなりますが，それについては，このあとの「紛争解決とメディエーション」で解説します。

6 紛争解決とメディエーション

　医療従事者に限らず，多様性のある人間が複数集まると必ず紛争（Conflict）が起こります。その多くは関係者間での話し合いにより解決されるのでしょうが，ときとして対立が長く続くこともありえます。一般に，紛争解決のスタイルは**図24**に示すように分類されます。すなわち，利益の関心領域が自分であるか相手にあるかによって，「回避」「対決」「順応」「妥協」「協働」という解決法（対応）に分かれます。日本人は，相手の利益への関心を比較的重視して順応や妥協といった対応を選びがちであり，それができない場合には回避（無視）という態度を取りやすいとされています。一方，欧米では，子どもの頃からディベート（Debate）による論理的な対決を好む傾向があります。そのあたりは，第1章の図9（「個人」と「集団」の二面性）で触れた農耕型（個人）と狩猟型（個人）の行動対応にもあらわれているように思います。

　いずれにせよ，紛争はなくならないということを前提に，自

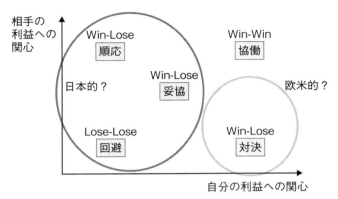

図 24　紛争解決のスタイル
（小林利彦：重要課題をピックアップ！医師事務作業補助者のための実務
Q&A 80．p147，洋學社，神戸，2019 より）

分だけでなく相手にも一定の満足感（納得感）を与える「協働」
という解決法が理想的であることは間違いありません。紛争
解決をそのような方向に導くためのコミュニケーション手法
として「メディエーション」がよく知られていますが，メディ
エーションという用語は，もともと ADR（Alternative Dispute
Resolution：裁判外紛争解決）という法的交渉術の一つである「調
停（Mediation）」を意味しています。ちなみに，医療従事者とし
てここで知っておくとよいことは，紛争の場面における相手方の
言い分には表層的なこと（主張）と深層に潜むもの（本音）がある
という事実です（**図 25**）。さらに，その主張には根拠となる個人
としての立場も必ずありますので，それらを理解して深層にある

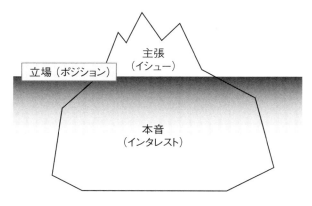

図25　氷山の一角である主張

本音を探りつつ，相手方にも一定の共感を抱かせるコミュニケーション手法がメディエーションであると理解してください。

　傾聴（アクティブ・リスニング）はメディエーションにおける基本的なコミュニケーションスキルとして知られていますが，先に述べたコーチングの場面でも有効であるほか，第1章で触れた「組織成立の3要件」の一つである意思疎通においても重要な行動規範となりえます。よりわかりやすく説明するならば，傾聴とは深いレベルで相手をよく理解し，気持ちを汲み取り共感する聴き方であると言えます。ちなみに，傾聴には受動的傾聴と反射的傾聴，積極的傾聴の3段階があります。受動的傾聴においては，話し相手を尊重していることを示す態度が重要であり，話しやすい雰囲気のもとアイコンタクトを大事にして，相槌（あいづ

ち）やうなずきを返しながら間（ま）と沈黙をうまく活用することが大切です。反射的傾聴では，感情や話の要約を相手に伝え返す確認（パラフレージング）のプロセスと，相手に表情・姿勢・ジェスチャーなどを合わせる態度が重視されます。確認（パラフレージング）の方法としては，オウム返し的に相手が使った言葉で返す対応手法と，相手の言葉には関係なく自分が受け取ったことを言い換えて伝える応対手法がよく用いられます。一例をあげると，入院患者が急死して医療事故を疑っている患者家族（妻）が「夫がこんなことになって病院にはどうしようもないほど腹が立っています」と訴えている状況において，「ご主人がこんなことになって病院にはどうしようもないほど腹を立てられているのですね」と応対するのが単純な反復（オウム返し）であり，「病院に対して本当に怒っておられるのですね」と問いかけるのが言い換えとなります。さらに，より深層での言い換えとして，「ご主人のことで本当に苦しんでおられるのですね」といった言い方もあります。そのほかにも，語り手（相手）の立場で主張内容を要約する「サマライジング」という手法などがあり，それら一連の傾聴対応を丁寧に行っていけば，相手の満足度（怒り）は一定程度高まる（収まる）ことが予想されます。ただし，聴き手（自分）はあくまで中立的な立場で（相手の）主張内容を受け止めているのであって，決して同意している（相手を擁護している）わけではないという対応姿勢が重要なポイントです。一方，現実的な問題解決や紛争対応に向けて，相手の主張の深層にある本音（インタレスト）に気づき，当事者の問題認識を感情的・攻撃的なものからより客観的・協調的なものに転換する手法（積極的傾聴）と

して「リフレーミング」という概念（アプローチ）があります。こ
こでは詳細には触れませんが，リフレーミングの実践にあたっ
てはハーバード流交渉術における三原則（「ヒトと問題を切り離
す」，「過去から未来志向に」，「インタレストを議論の中心に」）
がよく活用（引用）されます。一例として，先の入院患者（急死
事例）であれば，「ご主人が急に亡くなった理由をきちんと説明
してくれれば，奥様も納得できるかもしれませんね」といった言
い換え（問題認識の転換）対応がそれにあたります。

　前述したように，（メディエーションという）用語の由来は法
的な紛争解決策の一領域（調停）にありますが，近年，臨床現場
においても紛争事例を含む各種トラブルが増えてきたため，医療
安全対策に有用なコミュニケーション手法としてメディエーショ
ンが紹介・導入されたという社会的背景があります。今では一定
の研修を修了した者に「メディエーター」という専門資格の認証
がなされていますが，医療従事者がIPWを実践する際にも有益
なコミュニケーションスキルの一つになっています。決して万能
なスキルではありませんが，「傾聴」という概念（対応姿勢）の理
解にはとても役立つものと考えます。

◆　本章のまとめ

　医療従事者とくに医療専門職の多くは，本章で取り上げた内容
にやや違和感を持たれるかもしれません。実際，専門資格等を有
している多くの医療専門職にしてみると，任用係や広報担当の業
務などは一般事務職員の仕事であり，自分には関係がないと考え

ていても不思議ではありません。しかし，生産年齢人口の減少が著しく進んでいる昨今の社会情勢を考えると，より優秀な人材をいかに効率よく確保できるかは組織全体の問題となりつつあります。したがって，医療専門職においても，自らの施設や部門等の魅力を外部へ積極的かつ戦略的にアピールして，優秀な人材に関心をもってもらうように働きかけることが大切です。一方，一般事務職員の多くは医療専門職のような専門資格等を有していないので，本章で解説したような知識やノウハウなどを身につけておくことにより，自身の存在感を示しつつ差別化を図ることが可能になります。別の言い方をするならば，医療専門職が有する専門領域での「テクニカルスキル」に対して，本章で取り上げた知識やスキルなどは，一般事務職員が医療機関で自信をもって働いていくための行動規範(ノンテクニカルスキル)となりえます。

　能力評価・業績評価・情意評価で代表される人事評価(人事考課)や能力開発に関して，一般事務職員と医療専門職とでその認識に違いがあることは前述したとおりですが，医療専門職の人事評価への対応姿勢については再考の余地があると思います。というのは，一般企業であれば従業員(職員)の教育や研修などは人事部門が担当することも多いかと思われますが，医療機関では，入職後の職員教育や人事評価・能力開発などは現場任せになっているのが実状です。その一方で，医療専門職の多くは学生時代に資格取得のための専門学習に集中してきたことから，後継者の人事評価や能力開発等に関するノウハウを必ずしも有していません。結果的に，就職してからも診療実績や専門資格等の取得が能力評価・業績評価のすべてだと考えがちです。しかし，医療従事

者による IPW の実践において最も重要なものは，規律性や協調性に代表される情意評価領域での行動規範です。少なくとも医療専門職の指導者層は，そのあたりの認識を再確認することが必要です。そういった意味では，本章で解説した OKR に代表される目標管理手法などが，医療専門職の人事評価や能力開発にもっと利用されてもよいと考えます。

　コーチングやメディエーションに関する記載内容に関しては，一般の事務職員だけでなく医療専門職にもぜひ読んでいただき，その概念を十分理解してほしいところです。概して，医療専門職の多くは自身が所属する部署の診療実績等への関心が高く，他部署・他職種・他者との人間関係はそれほど重視しない傾向があります。そのあたりは第 1 章の図 9（「個人」と「集団」の二面性）で示した狩猟型（個人）の特性とも関係しますが，医療専門職がメディエーションやコーチングなどのスキルをうまく活用し紛争解決だけでなく後継者の育成にも寄与することができれば，組織（Team）全体への大きな貢献にもつながっていきます。

　いずれにせよ，本章には，医療従事者として（組織の中で）ワンランクアップするための知識やスキル等が数多く記されています。医療専門職においては，常日頃無関心となりがちな行動や態度の中に，実は「ノンテクニカルスキル」として自身を成長させる学習領域があることを知る機会になるかもしれません。また，一般事務職員においては，その種の行動規範こそが，医療専門職と対等に議論するうえで必要な事務系スキルであることに気づいてほしいところです。

第4章

医療従事者による IPW を
良好に機能させるために

最終章となる本章では，医療従事者による IPW の実践において必要とされる（人的または施設間）協力関係を「連携」という概念（用語）で補足説明するとともに，IPW やチーム医療などに関して過去に議論されてきたことを振り返りながら全体の総括にします。

　近年，IPW が注目されている背景には，医療・介護・福祉などの領域で連携や協働といった作業形態・作業工程が求められているという実情があります。実際，団塊の世代が後期高齢者となる 2025 年に向けて，医療機関の機能分化や再編統合とともに地域包括ケアシステムの推進が叫ばれ，施設間および関係者間での協働が求められています。また，人口減少問題への対応として，医療機関だけでなく介護・福祉施設の（ベッド数の）適正化なども問われており，これまで各施設が個々に担ってきた機能を地域単位で最適化するための関係づくりが期待されています。なお，ここで言う「関係づくり」という概念は「連携」という言葉で説明できるように思いますが，医療機関においては，ずいぶん前から施設間の協力や地域単位での人的交流が行われていました。ただし，それらの具体的内容や充実度等は地域によって（施設によって）さまざまです。連携のあり方については後述しますが，一施設内での職員間の協同から多施設間の人的交流および協力活動，そして地域住民による共同行動にいたるまで，数多くの人や組織がかかわる事業（活動）では参加メンバーによる協調行動が必然的に求められます。

　一方，IPW を適切かつ良好に機能させるためには，一定程度の知識やスキル等の習得と，実体験を通じた学びの場（機会）が

必要です。本書ではこれまで医療従事者によるIPWの実践に向けた行動規範をいくつか示してきましたが，医療機関においては，医療従事者自身の意識改革が最も重要であると考えます。とくに，職種としてヒエラルキー構造の上位にいる医師や看護師がIPWをどのように理解しているかで，施設内の組織風土や協働行動への取り組み姿勢は大きく変わります。別の言い方をするならば，医療機関においてIPWが有効に機能するか否かは，医師や看護師の行動規範に基づく対応等（ノンテクニカルスキル）に大きく影響されるということです。本書の読者は医師以外の医療従事者が主体となるかもしれませんが，少しでも多くの医師と看護師がIPWへの理解と認識を高めてくれることを願ってやみません。

1 連携と統合

　連携という言葉の意味は「協力して物事を行うこと」であり，英語では通常Cooperationと訳されますが，筒井はその進展段階により三つのステージが存在すると説明しています（**図26**）。具体的には，相手のことを知り物事を頼める関係であるLinkage（つながり）と依頼事がシステム的に動きだしているCoordination（調整），そして組織構成員が共有化されたIntegration（統合）とに分けられます。Linkageは顔が見える（ような）関係であり，「あの人に頼めばなんとかなる」という状況です。いいかえると，「あの人がいないとスムーズに事が運ばない」という状態でもあります。Coordinationの段階では，特定の人がいなくても一定ルー

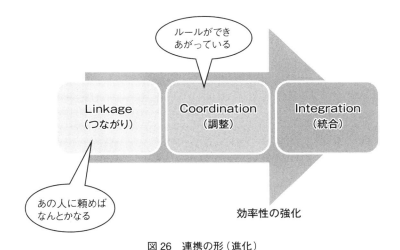

図 26　連携の形（進化）

ルのもと事が運ぶ仕組みが確立しています。一例をあげれば，急性期病院からリハビリテーション病院へ地域連携パスによって入院患者が転院していくようなイメージです。一方，Integration（統合）を連携の一形態とするか否かは意見が分かれますが，企業や会社などでは，合併（Mergers）や買収（Acquisitions）を経て最終的に組織が一つになることを「統合」という用語で表現します。また，近年は医療業界においても，病院の再編統合や統廃合といった言葉がよく飛び交っています。しかし，医療従事者の多くは，同じ施設内での職員間の協同や複数施設間での Linkage または Coordination の状態を「連携」として捉えているはずです。

　医療・介護・福祉の領域で連携や統合といった言葉が飛び交う

ようになった背景には，人口減少に伴って入院患者数や施設利用者数が減っているという現実もありますが，何よりも当該業界の内部環境が近年大きく変化しており，1 施設のみでの経営や運営が困難になってきている実情があります。実際，団塊の世代が後期高齢者となる 2025 年に向けて，国は高度急性期・急性期・回復期・慢性期という病床機能の分化促進とベッド数の適正化を目指しており，地域では医療機関等の垂直連携（垂直統合）や水平連携（水平統合）などが進められています（**図 27**）。ただし，多くの医療従事者は，前述したように連携と統合はまったく別物であると認識しており，経営母体の異なる施設が相互に連携し合うことは可能でも，吸収や廃合といった過程を伴う統合への決断はなかなかできないものと考えます。確かに，複数の医療機関等が

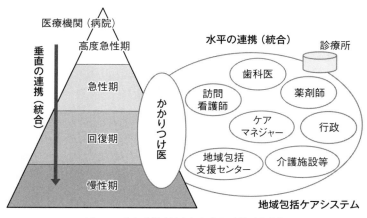

図 27　垂直連携（統合）と水平連携（統合）

統合すれば，受診患者数や施設利用者数の増加が見込め，増員された医療従事者を適正配置することで施設としての機能強化が図れることや，施設・設備等の共有や物品類の共同購入により経費等の削減効果も期待されます。その一方で，複数の施設が統合する折に，専門資格等のない一般事務職員がリストラされる可能性は十分あります。また，垂直統合においては，業務内容の種類と水準が病床や部門の機能によりさまざまであることから，設備投資への負担増や医薬品・医療器材等の多品種採用などで，経費の削減には必ずしもつながらない可能性があります。さらに，垂直統合では組織文化の共有や醸成が思いのほか難しく，より複雑化する職場環境のもと，個々の職員のキャリアパスの支援等には困難を極めることも予想されます。

　以上を踏まえると，医療従事者による連携活動（連携行動）は垂直・水平を問わず推進されるべきであり，そのためにも IPW の実践に向けた教育や啓発活動などには力を入れていくべきと考えます。一方，施設や組織の統合についてはやや慎重な議論が必要であり，とくに垂直統合に関しては，人員配置や人材育成等の面で課題も多いように思われます。ちなみに，地域レベルでの複数施設間および多職種間の協働を基本とする地域包括ケアシステムにおいて，水平統合という形態が従前の水平連携より大きな効果を発揮するのか否かは未知数の部分も多く，地域単位でのさまざまな試みが今後進んでいくように思います。いずれにせよ，これからの時代，地域における専門多職種の協働と連携は社会において必然的なものとなり，その中で医療従事者が IPW の実践に向けて今後どのような役割を果たせるのか問われてくるはずで

す。

2 IPW と IPE

　IPW の概念や定義については過去にも数多くの議論がなされてきましたが，その多くは看護職を中心とした学問的検討やその基礎となる教育（Interprofessional Education：IPE）に関するものでした。その一方で，医療現場（臨床現場）は時代の変化とともに徐々に忙しくなり，医学の進歩などとも相まって，より複雑化する診療プロセスの中で専門多職種による協働が求められてきたという歴史的経緯があります。実際，チーム医療という言葉（概念）は 1970 年代後半に登場したとされますが，1980 年代以降は（現在に至るまで）医療界における共通言語として認識されています。ただし，「複数の職種が患者とその家族とともに，チームとして彼らのニーズやゴールに向かって協働すること」と定義された IPW に関しては，当初，個々の専門職種の背景にある inter-disciplinary という多分野にまたがる学問体系や学際的活動としての認識が強かったようです。その後，IPW の解釈に関しては，専門職同士が協同して活動する（医療を行う）という inter-professional としての認識が一般的なものとなり，WHO からも「世界的な保健医療職の不足のなかで IPW と IPE が必要である」との発信がなされるほどになりました。また，英国では，1987 年に多職種協働による教育改革の推進に向けて「専門職連携教育推進センター（Centre for the Advancement of Interprofessional Education：CAIPE）」が設置され，IPE に関し

ても「二つ以上の異なる専門識者（学生）が保険医療福祉サービスの質向上を図るために，同じ職場で共に学び，お互いから学び合いながら，お互いのことを学ぶ機会である」という明確な定義がなされました。

　日本でもチーム医療という言葉は 1970 年代から使われていましたが，IPW という考え方（捉え方）でのチーム医療に関する議論は遅れていたように感じます。しかし，1999 年に起きた横浜市立大学附属病院での患者誤認事故によって医療現場の忙しさが再認識されたことや，厚生労働省が医師数の抑制政策を当時進めていたことなどから，それまで医師に数多く依存してきた日常業務を他職種が一定程度担うべきとの議論が巻き起こり，2007 年 12 月 28 日の医政局長通知「医師及び医療関係職と事務職員等との間等での役割分担の推進について」を経て，2009 年に「チーム医療の推進に関する検討会」が設置されたことが大きな転換期となりました。実際，2008 年には診療報酬改定において「医師事務作業補助体制加算」が新設され，2010 年 3 月 19 日の「チーム医療の推進に関する検討会報告書」では看護師，薬剤師，助産師，リハビリテーション関係職種，管理栄養士，臨床工学技士，診療放射線技師，臨床検査技師，事務職員等（医療クラーク等），介護職員という具体的な職種を名指ししたうえでの役割分担事項が明記されました。さらに，最近は「医師の働き方改革」の推進が叫ばれており，医師の業務を医師以外の職種にタスクシフト・タスクシェアすべきとの議論も進んでいます。

　しかしながら，それらの文書等の通達により，すぐにチーム医療や IPW などが適切に機能するわけではありません。実際，診

療報酬改定のたびにチーム医療に関係する算定項目が少しずつ増えてはいますが，医師を中心とする医療専門職の根本的な意識改革や組織風土の変革が起こらないと，医療従事者による IPW が有効に機能しないことはこれまで繰り返し述べてきたとおりです。また，IPW に関する看護職からの論文を読んでみても，「看護師としての知識と経験不足」,「医師の非協力と独断」,「人員（時間）不足」,「医師のもとでの診療補助者という意識」などが，理想的な IPW の実践に向けて大きな障壁となっていることがわかります。医療界において医師の傍らに最も長くいる看護職ですらそのような思いを抱いている状況下，医療従事者による IPW を適切に機能させるためには，医療専門職（とくに医師）に対する教育（IPE）と啓発がきわめて重要になります。最近は，入職前に大学や専門学校等で専門識者（専門職を目指す学生）が共同授業を行う機会も増えているようですが，入職後も IPE と IPW を意識した教育や研修会等の機会を確保することが大切です。実際には，医療機関での初任者研修会などでチームビルディングに関するグループワークを複数職種で行うことや，地域包括ケアシステムの構築に向けて専門多職種が話し合える場を設けることなどが有効です。ただし，当然のことですが，その種の研修会等は 1 回行えば目的を達成するというものではなく，繰り返し企画・開催していくことが大切です。あわせて，IPW の背景にある実務的な知識やスキル等を学習することも大切であり，本書はその役割をある程度担えるものと自負しています。

　最後になりますが，IPW や IPE の活動には終わりがないように思います。実際，医療専門職の世界では生涯教育（生涯学習）

という言葉がよく出てきますが，一般事務職を含む医療従事者
は，現在働いている医療機関の理念（共通目的）を再確認しつつ，
組織の一員として継続的な学習と貢献活動を行っていくことがと
ても大切です。

参考文献

1) 吾妻知美：病を持つ人を支えるインタープロフェッショナル・ワーク —看護教育の課題—. 京都府立医科大学雑誌 124：423-429, 2015.

2) R.フィッシャー, D.シャピロ：新ハーバード流交渉術 論理と感情をどう生かすか. 講談社, 東京, 2006.

3) 伊藤大輔：誰でもチームをゴールに導ける！プロジェクトリーダー実践教本. 日本実業出版社, 東京, 2019.

4) 榎本博明：モチベーション・マネジメント. 産業能率大学出版部, 東京, 2015.

5) 奥田和広：本気でゴールを達成したい人とチームのためのOKR. ディスカヴァー・トゥエンティワン, 東京, 2019.

6) 厚生労働省報告書：チーム医療の推進について（チーム医療の推進に関する検討会 報告書）. 2010.
https://www.mhlw.go.jp/shingi/2010/03/dl/s0319-9a.pdf

7) 小林利彦：医療事務概論 —病院で働く人のみちしるべ—. 洋學社, 神戸, 2018.

8) 小林利彦：重要課題をピックアップ！医師事務作業補助者のための実務Q&A80. 洋學社, 神戸, 2019.

9) 柴田 彰, 岡部雅仁, 加藤守和：VUCA 変化の時代を生き抜く7つの条件. 日本経済新聞出版, 東京, 2019.

10) ジョン.P.コッター：第2版 リーダーシップ論 —人と組織を動かす能力. ダイヤモンド社, 東京, 2012.

11) スティーヴン・マーフィ重松：スタンフォード式 最高のリーダーシップ. サンマーク出版, 東京, 2019.

12) スティーブン.R.コヴィー：リーダーシップ・エッセンシャル. キングベアー出版, 東京, 2014.

13) C.I.バーナード：新訳 経営者の役割. ダイヤモンド社, 東京, 1968.

14) 筒井孝子：地域包括ケアシステムのためのサイエンス —integrated care 理論と実証. 社会保険研究所, 東京, 2014.

15) 内閣府ウェブサイト：Society 5.0 とは.
https://www8.cao.go.jp/cstp/society5_0/

16) 中城卓哉：直ぐに役立つ！コーチングの基本と活用法. アニモ出版, 東京, 2018.

17) ハーバード・ビジネス・レビュー編集部：オーセンティック・リーダーシップ. ダイヤモンド社, 東京, 2019.

18) ハーバード・ビジネス・レビュー編集部：レジリエンス. ダイヤモンド社, 東京, 2019.

19) P.F.ドラッカー：マネジメント [エッセンシャル版] —基本と原則. ダイヤモンド社, 東京, 2001.

20) ピーター.M.センゲ：学習する組織 —システム思考で未来を創造する. 英治出版, 東京, 2011.

21) ピーター・ティール, ブレイク・マスターズ：ゼロ・トゥ・ワン 君はゼロから何を生み出せるか. NHK出版, 東京, 2014.

22) 和田仁孝, 中西淑美：医療メディエーション —コンフリクト・マネジメントへのナラティヴ・アプローチ. シーニュ, 東京, 2011.

索　引

さいごに

　さあ，いかがでしたでしょうか？　今回の著書は，私自身，大きなチャレンジでもあったように感じています。実は，12年前に臨床医を辞めしばらく副病院長として勤務していたこともあり，過去には病院管理業務に関する論文や著書等をいくつか書きましたが，最近は医師事務作業補助者向けの執筆が多くなっていました。その背景には洋學社の吉田收一氏との出会いがありますが，既著である「医師事務作業補助者のための32時間教本〜くりかえし読んでほしい解説書〜」や「医療事務概論—病院で働く人のみちしるべ—」,「重要課題をピックアップ！医師事務作業補助者のための実務Q&A80」などは，著者の予想に反してずいぶんと読まれているようでとても嬉しく思っています。とくに「32時間教本」はシリーズものとして位置づけられ，2年に1回の診療報酬改定の時期に改訂版を世に出す機会も頂いています。実際，2020年度においても，診療報酬改定に合わせて同教本の第3版を発行させていただきました。

　そのような状況下，今回の執筆は過去の病院管理業務での経験などもふまえ，これまでにはない新しい領域（分野）への挑戦となっています。また，本書の記述（記載内容）には著者個人の強い想いがいくつも込められています。というのも，臨床医を辞めて副病院長となった折に，ビジネススクール等で学んだ経営学や病院管理学などを机上の理論でいくら振りかざしても，組織としての運営や経営は思ったほど前向きに進まないことを何度も経

験しました。そのほか，同じ医師でありながら，ちょっとした
ことを依頼するにも診療科や職位等の違いによりアプローチを変
えたほうがよいことなども学びました。本書の中で何度も述べ
ているように，医療機関には職位のほか職種によるヒエラルキー
構造が存在することで，正しいと思われることが必ずしも容易
に進みません。かといって，医師を頂点とする職種のヒエラル
キー勾配を安易に利用しても，真のチーム医療や理想的な IPW
（Interprofessional Work）の実践にはつながりません。やはり，
医療機関という組織（チーム）の中でチーム構成員（職員）が共通
目的を共有しながら，自身の能力に応じて貢献活動を行っていく
基本姿勢（行動規範）こそが IPW の原点（根幹）です。とはいえ，
医療専門職の頂点に立つ医師の多くは，その種の認識や理解が十
分でないことから，医療機関の中でリーダーシップを発揮するこ
とやマネジメントの行使を求められることに困惑することが少な
くありません。さらに，近年は地域レベルでも医療従事者の協調
や協働が求められており，一般事務職を含む医療従事者が，組織
や地域の中でチームの一員として行動するためのスキル本を書い
てみたいというのが本書の執筆動機です。

　本書の内容に最も共感してくれるのは看護職（看護師）ではな
いかと推察します。というのも，看護師は医師の傍らで常日頃働
きながら，周りの職員からは医師とのつなぎ役を期待されます。
その一方で，看護師の多くはその間に挟まれ，いろいろな悩みを
抱いているかと思います。実際，本書の中でも例示しましたが，
残念なことに，医師のなかにはジャイアンのように振る舞う者が
ときにいます。そういった意味でも「しずかちゃん」の存在はや

はり重要であり，本書の記述内容が，看護職（看護師）にとって
少しでも手助けになることを願っています。ただし，医療機関の
中で正しいことを発信または発言する勇気（アサーティブ・リー
ダーシップ）は，看護職以外の医療従事者にも期待されます。当
然，リーダーの立場となることが多い医師による「心理的安全性」
の確保は重要ですが，医師や看護師以外の医療従事者において
も，本書を通じてアサーティブであることの意義（意味）を再確
認していただければと思います。

　ちなみに，本書では医療従事者というくくりの中に「一般事務
職員」をあたりまえのように入れていますが，医療機関において
チーム医療を展開する（IPW を実践する）ためには，広い意味で
の事務系職員の役割はとても大切であると考えます。しかし，一
般事務職員の多くは，他の医療専門職と異なり専門資格等を有し
ていないことから，医療機関の中では積極的な発言や行動ができ
ていない状況をよく見かけます。そのような現実は仕方がない一
面もあるのでしょうが，本書の中で何度も強調しているように，
一般事務職員であっても，組織の一員として目的を共有し貢献活
動を行っていくことが本来の姿です。そのためにも，本書で取り
上げたさまざまな行動規範が，ノンテクニカルスキルとして応用
できる「事務職スキル」であることに気づいてほしいところです。

　最後になりますが，本書の出版にあたっては，洋學社の関係者
の皆さまにいつものようにお世話になり感謝しています。また，
今回の執筆では，一部のイラストを私の後輩の医師でもある小野
田有希さんに作成してもらいました。彼女には，私が伝えたい
メッセージを素晴らしいイラストで表現していただき感謝してい

ます。
　本書を通じて，全国の医療従事者が，現在置かれている立場か
らワンランク上を目指すためのヒントや気づきが得られれば著者
としては望外の喜びです。

著者紹介

小林　利彦（こばやし　としひこ）

浜松医科大学医学部附属病院医療福祉支援センター長（特任教授）。副病院長時代に電子カルテの導入にあたり医療クラークの採用を進言し，2012 年から医療系事務職員の教育に深く関与している。静岡県医師会副会長として行政とも協働し医療施策等の提言にあたっているほか，医療機関の管理者研修会などの講師も数多く行っている。著書に「医師事務作業補助者のための 32 時間教本～くりかえし読んでほしい解説書～改訂第 3 版」，「重要課題をピックアップ！ 医師事務作業補助者のための実務 Q＆A 80」，「医療事務概論—病院で働く人のみちしるべ—」（ともに洋學社）などがある。

医療従事者のための IPW 入門テキスト
組織人としてワンランク上を目指すために

2021 年 9 月 10 日　初版第 1 刷発行

著　者	————	小林　利彦
発行者	————	吉田　收一
印刷・製本	————	株式会社シナノパブリッシングプレス
発行所	————	株式会社洋學社

　〒658-0032
　神戸市東灘区向洋町中 6 丁目 9 番地
　神戸ファッションマート 5 階 NE-10
　TEL 078-857-2326
　FAX 078-857-2327
　URL http://www.yougakusha.co.jp

Printed in japan　　　　　　　　©KOBAYASHI toshihiko, 2021

ISBN978-4-908296-19-2